Disclaimer

Alle Angaben in diesem Buch sind nach besten Wissen und Gewissen recherchiert und dargestellt, gleichwohl übernimmt die Autorin keine Haftung in irgendeiner Form für die Richtigkeit der Informationen des vorliegenden Buches. Weiterhin sollen die Angaben in diesem Buch keine medizinische Therapie oder Diagnose ersetzen, sondern wir raten jedem, der bei sich Gesundheitsproblem wahrnimmt, diese von einem Mediziner seines Vertrauens abklären und behandeln zu lassen. Alle Angaben in diesem Buch, die die Gesundheit im weitesten Sinne betreffen, sind ausschließlich zur Information und Selbsterkenntnis gedacht. Eine Haftung für Personen-, Sach-, Vermögens- oder sonstigen Schäden ist ausgeschlossen.

Alle Beispiele aus der Praxis sind soweit verändert, dass Ähnlichkeiten rein zufällig sind, jedoch nicht den Tatsachen entsprechen.

Coverillustration: Oliver Bartl
Covergestaltung: Concept 7, Detmold
Innengestaltung und Satz: Concept 7, Detmold
Lektorat: Stefanie Haddad
Druck und Bindung: CPI books
Begleitung: Concept 7, Detmold

1. Auflage – 26.03.2015
ISBN 978-3-00-048591-6

Dem ersten Mann in meinem Leben gewidmet:
Meinem Vater

Und natürlich allen wunderbaren, lichtvollen
und schattenhaften Spiegeln, die mir begegnet sind.

Inhaltsverzeichnis

Vorwort

„Wirklich?
Ernsthaft?
Noch ein weiterer Beziehungsratgeber?
Haben wir nicht schon genug Bücher über Beziehungen, Verstrickungen, die Liebe und den Umgang miteinander?
Meinst du, du kannst noch etwas Neues zu diesem Thema beitragen?“

Diese Fragen habe ich mir gestellt, einen Tag nachdem ich den Entschluss gefasst hatte, dieses Buch zu schreiben. Mein Herz und meine Seele waren glücklich mit dem Entschluss – doch mein Verstand schaltete sich ein und versuchte, mich zu hindern. Heute heißt meine Antwort auf diese Fragen:

JA!
WIRKLICH!
ERNSTHAFT!
ECHT!

Richtig, es gibt wirklich sehr gute Bücher über Beziehungsmuster, Beziehungsverhalten und die Liebe. Ich habe etliche davon gelesen, wurde von vielen inspiriert. Du sicher auch. Doch ich stellte fest, dass sich das Hintergrundwissen und die (persönlichen) Erkenntnisse erst über Wiederholungen setzen. Man liest ein Buch, ist gefesselt, nimmt Tipps und Tricks mit und dann versandet der größte Teil jedoch irgendwann wieder. Erst beim nochmaligen Lesen bzw. dem Lesen aus einer anderen Perspektive bleibt wieder ein Teil hängen. Nach und nach sickert es voll durch. Vollkommen menschlich. Das große Interesse an meinen Vorträgen und Seminaren über Beziehungen aller Art bestätigt, dass jeder von uns die unterschiedlichsten Impulse benötigt und bei jeder Auseinandersetzung mit dem Thema wieder Neues für sich entdeckt.

So möchte ich mit diesem Buch meinen Beitrag dazu leisten, dass wieder etwas hängen bleibt, Du wieder eine neue Perspektive erhältst und mit meinen Bildern etwas zum Schmunzeln und Nachdenken bekommst. Du findest in diesem Buch nicht nur Antworten auf viele „Warums", sondern auch einige Tipps und Übungen. Probiere es einfach einmal aus! Übrigens brauchst Du nicht in einer Partnerschaft zu leben, um dieses Buch zu lesen oder einen Gewinn daraus zu ziehen. Vieles passt auch hervorragend auf Familienmitglieder, Freundschaften, Kollegen, Chefs etc. Es ist also ein Buch für Paare aller Couleur, Singles, Frauen und Männer jeden Alters. Es ist ein Buch für all diejenigen, die die Hoffnung noch nicht aufgegeben haben, dass glückliche Beziehungen und Harmonie möglich sind. Das meiste erläutere ich an Paarbeziehungen, weil dieser Spiegel so unglaublich nah ist, dass kaum etwas darin zu erkennen ist – und weil sich darüber so schön schmunzeln lässt.

Noch ein paar kurze Worte über meine Schreibweise: Ich habe für dieses Buch das achtsame und höfliche „Du" für Dich als Leser/in gewählt. Bereits in meinem ersten Buch „Ein Date mit der Seele" hatte ich mich für diese Anrede entschieden, denn so erreiche ich Dich besser. Wenn ich vom „Partner" spreche, sieh das bitte geschlechtsneutral. Egal, ob Du Frau oder Mann bist und einen Partner oder eine Partnerin hast oder Dir wünschst, Ihr seid gemeint. „Partner" habe ich gewählt, um mich nicht im Wörterdschungel zu verhaspeln oder zu verlieren. Alle Arten von Partnerschaften sind damit gemeint.

Sicher wirst Du das ein oder andere bereits kennen. In vielen Seminaren und Büchern gibt es ähnliche Ansätze. Hier wird das Rad nicht neu erfunden. Sofern mir die Quellen zu Geschichten und Methoden bekannt sind, findest Du sie entsprechend vermerkt. Und nun freu Dich auf eine Reise durch Spiegellabyrinthe, Blumenbeete, Minenfelder, Beziehungskarussells, begleitet von Beziehungs-Tierchen und vielen Seelen....

Einleitung

Mit einer Geschichte aus Indien, deren Verfasser leider unbekannt ist und die ich aus dem Kopf nacherzähle, möchte ich dieses Buch beginnen:

Vor langer Zeit in einem weit entfernten Land gab es einen goldenen Palast. Über diesen wurden viele Geschichten erzählt. Man sagte, er sei so prunkvoll und schön, wie kein anderer Palast auf Erden. Wer dort einkehre, würde nicht nur wahre Fülle sehen, sondern auch mit einer wichtigen Erkenntnis beschenkt werden.

Diese Geschichte hörte auch ein junger Hund, der schon viel Leid im Leben erdulden musste. Er spitzte jedes Mal die Ohren, war aber grundsätzlich sehr misstrauisch und mürrisch. Eines Tages fasste er den Entschluss, sich auf den Weg zu jenem Palast zu machen und der Welt zu beweisen, dass diese ganzen Geschichten doch nur Hirngespinste wären. Der Weg war lang und beschwerlich. Ihm begegneten finstere Gestalten, die er mit gesträubtem Fell in die Flucht knurrte. Vorsorglich verscheuchte der Hund auch alle gutmütigen Wesen, auf die er traf. Während seiner Reise hörte er immer wieder die Stimme seines Vaters in seinen Ohren: „Du bist doch zu nichts zu gebrauchen! So ein räudiger Hund wie du kann sich doch nur prügeln. Du wirst es nie zu etwas bringen!" Zeitweise war der junge Hund sehr traurig, doch stets verbarg er alle Gefühle hinter seiner Übellaunigkeit.
Als er dann nach vielen Tagen an dem auf einem hohen Berg gelegenen Palast ankam, war er tief beeindruckt. Schon von außen war das Gebäude äußerst imposant, wie würde es von innen erst sein? Er tapste mutig zur Tür und fletschte vorsorglich die Zähne – schließlich rechnete er damit, dass solch ein Palast von scharfen Hunden bewacht würde. Als sich die Tür schwungvoll öffnete sah er sich einer Meute von Hunden gegenüber, die

genau wie er die Zähne fletschten und knurrten. Da erschrak der Hund zutiefst, klemmte den Schwanz zwischen die Beine, wirbelte herum und rannte laut jaulend fort.

Kurze Zeit darauf traf ein weiterer Hund am Palast ein. Doch dieser war das genaue Gegenteil von unserem ersten mürrischen Hund. Er hatte die lange Reise fröhlich genossen, unterwegs viele Freundschaften geschlossen und nun stand er vor dem sagenumwobenen Schloss. Voller Freude sprang er die Treppen zur Palasttür hinauf, wedelte mit dem Schwanz und erhaschte den ersten Blick ins Innere. Und siehe da: Es schauten ihm dutzende Hunde freudig mit dem Schwanz wedelnd entgegen. Darüber freute sich der Hund sehr, irgendwie hatte er auch nichts anderes erwartet: Er befand sich im „Palast der 1000 Spiegel".

Diese Geschichte zeigt uns, dass wir immer das erhalten, was wir aussenden. Wer Ärger und Zorn in die Welt trägt, darf nicht erwarten, dass die Welt mit Liebe antwortet. Wer jedoch der Welt Freude und Hilfsbereitschaft anbietet, wird selten gestraft mit negativen Gefühlen. So erzählt uns diese Weisheit, dass wir ernten, was wir säen.

Probiere es doch einfach einmal im Alltag aus! Wähle eine Situation mit einem Fremden und lächle diesen Menschen konstant freundlich an. Vielleicht dauert es einen Moment und vielleicht stutzt der andere, weil er es nicht gewohnt ist, angelächelt zu werden. Doch nach einiger Zeit wird das Lächeln zu Dir zurückkommen. Ich selbst habe das einmal mit einer stets mürrischen Bäckereiverkäuferin getestet. Eines Morgens habe ich ihr konsequent mein Lächeln geschenkt. Erst schaute sie demonstrativ weg, dann war sie irritiert und zum Schluss schenkte sie mir auch ihr Lächeln.

Dazu fällt mir noch folgende Geschichte ein:

> *Vater und Sohn sind in den Bergen unterwegs. Plötzlich fällt der Sohn hin, schlägt sich das Knie auf und schreit: „Aaaaahhh!". Zu seiner Überraschung hört er eine Stimme irgendwo in den Bergen, auch diese schreit: „Aaaaahhh!" Neugierig ruft er: „Wer bist du?", und erhält zur Antwort: „Wer bist du?" Dann schreit der Junge in die Berge: „Ich heiße Michael." Die Stimme antwortet: „Ich heiße Michael." Verärgert, da er keine echte Antwort erhält, schreit der Junge: „Du Depp!", und erhält zur Antwort: „Du Depp!"*
>
> *Er sieht zum Vater hinüber und fragt: „Was ist das?" Der Vater lächelt: „Geduld, mein Junge." Und nun ruft der Mann: „Du bist der Größte!" Die Stimme antwortete: „Du bist der Größte!" Der Junge ist überrascht, versteht aber immer noch nicht. Da erklärt der Vater: „Die Menschen nennen es Echo, aber in Wirklichkeit ist es das Leben. Es gibt dir alles zurück, was du sagst oder tust."*

Woher diese Geschichte stammt, ist mir leider nicht bekannt. Doch sie zeigt gut, was ich Dir erklären möchte. Unser Leben ist der Spiegel unseres Handelns. Wenn Du Dir mehr Liebe in der Welt wünscht, dann sorge für mehr Liebe in Deinem Herzen. Wenn Du mehr Kompetenz in Deinem Team willst, dann lerne selbst weiter. Das gilt für alles, für jeden

Bereich des Lebens. Das Leben gibt Dir alles zurück, was Du ihm gegeben hast. Dein Leben ist kein Zufall, es ist ein Spiegelbild. Wie mir das Leben und die Menschen begegnen ist also eine Resonanz auf das, was ich ausstrahle. Wenn ich in mir die Resonanzen verändere, verändert sich automatisch auch die Umwelt (im Besonderen natürlich die Menschen, denen ich begegne).

Sei du selbst die Veränderung,
die du dir wünschst für diese Welt.
(Mahatma Gandhi)

Du kannst den anderen nicht ändern,
du kannst nur dich selbst ändern.
Und wenn du dich änderst,
ändert sich auch der andere.
(unbekannt)

Nichts ändert sich, außer ich ändere mich.
(Ulrich Pramann)

Wie Du schon merkst, scheint alles, was im Außen passiert, ein Spiegel für Dich zu sein. Doch ist wirklich alles ein Spiegel? Es gibt Trainer und Coaches die meinen: Ja! Wenn wir dann an die vielen Missverständnisse, Kommunikationsprobleme, Ärgernisse, Stresssituationen und Auseinandersetzungen denken, kann dieser Spiegel uns im übertragenen Sinn so erschlagen, dass wir kaum noch Luft bekommen. Vergessen wir nicht: Wir sind immer noch Menschen und dürfen den Spiegel auch einmal ignorieren! Und einige wenige Situationen gibt es, bei denen wir den Menschen im Außen mit seinem Sein und seinen Handlungen beobachten und dazu keine innere Resonanz bekommen – der tote Winkel im Spiegel. Dazu mehr am Ende des zweiten Kapitels.

In den folgenden sechs Kapiteln erhältst Du einen Überblick über die Vielschichtigkeit zwischenmenschlicher Beziehungen, wirst sicher das eine oder andere Mal lachen, stutzen oder nachdenken und bekommst einige Übungen an die Hand, mit denen Du selbst zu Deinen Erkenntnissen gelangen kannst. Und wie bis hierhin schon bemerkt, werden auch immer wieder kleine Geschichten mit wunderbaren Bildern erzählt. Ich persönlich denke, dass sich über Geschichten und Bilder die Dinge besser einprägen. Und nun wünsche ich Dir viel Freude mit diesem Buch!

KAPITEL 1
Tanz der Energien

Das rosarote-Brillen-Prinzip

Wenn ein Mensch mit seinen Eigenschaften für unsere persönliche Entwicklung wichtig ist, greift das Unterbewusstsein/die Seele auf einen wunderbaren Trick zurück. Sie setzt uns die rosarote Brille auf. Dabei meine ich nicht nur das erste Verliebtsein und das Hormonkarussell, was sich in partnerschaftlichen Verbindungen zeigt. Um wirklich etwas lernen zu können, brauchen wir den „richtigen" Lehrer. Kennen wir das nicht bereits aus unserer Schulzeit? Hatten wir einen Lehrer, den wir überhaupt nicht ausstehen konnten, ging die Note in diesem Fach in der Regel in den Keller. Hatten wir jedoch einen Lehrer oder eine Lehrerin, die wir unglaublich klasse fanden, brauchten wir uns kaum auf den Hosenboden zu setzen, um gute Zensuren zu schreiben. Ähnlich geht es uns mit Chefs, Kollegen, Freunden, Partnern und vielen weiteren Menschen. Unser Unterbewusstsein veranlasst uns dazu, einen Menschen sympathisch zu finden, damit wir von ihm lernen können. Da werden auch schon einmal die Lebenserfahrung und schlechte Erinnerungen über Bord geworfen und vielleicht auch die natürliche Vorsicht außer Acht gelassen. Genau dies ist nötig, damit wir uns auf unser Gegenüber überhaupt einlassen. Wüssten wir vorher schon, was der Mensch für Ecken und Kanten und vielleicht persönlichen Verstrickungen hat, würden wir uns auf unsere Lernlektion nicht einlassen. Hätte sich Jane ohne rosarote Brille auf Tarzan eingelassen?

In Partnerschaften nennen wir das die „rosarote Brille". Meist hält diese Gefühlsachterbahn bis zu einem halben Jahr an. Dann haben wir unseren Partner den Freunden, vielleicht sogar schon der Familie vorgestellt und tiefere Gefühle entwickelt - es gibt also kaum noch ein

Zurück. Und schließlich möchten wir uns auch nicht die Blöße geben, dass uns der an Land gezogene Traumtyp jetzt plötzlich, nach Abebben des Hormontanzes, innerhalb von einer Sekunde auf die Palme bringen kann. Vielleicht keimt sogar einmal kurzzeitig der Gedanke in uns: Was habe ich mir bloß dabei gedacht, mich auf diesen Menschen einzulassen? Doch jetzt haben wir eine Partnerschaft an der Backe, in die wir schon investiert haben und die wir nicht direkt wieder sausen lassen können. Beziehungsarbeit ist angesagt, Aufarbeiten von alten Mustern, Traumata, Gefühlen und Erwartungen. Und soll ich Dir was sagen? Es lohnt sich!

In der Schule, auch später in der Ausbildung oder bei Seminaren und Fortbildungen gibt es dieses Phänomen der „rosaroten Brille" durchaus auch. Zwar verlieben wir uns sich nicht wie in einer Partnerschaft, doch eine gewisse Sympathie und Zuneigung ist in manchen Situationen immens wichtig, damit wir von dem anderen lernen und Wissen anwenden können. Gerade in spirituellen Ausbildungen werden die Lehrer gern ein wenig auf ein Podest gehoben und angehimmelt. Aus dieser Position heraus können die Schüler am besten lernen. Doch meist schon während der Aus- oder Fortbildung fängt dieses Podest an zu wackeln. Es ist durchaus wichtig, den Lehrer wieder herunterzuschubsen, um nicht in Abhängigkeit zu geraten und die eigene Größe entfalten zu können.

Je älter wir werden und je mehr bewusste Lebenserfahrung wir gesammelt haben, desto weniger brauchen wir diese Podeste und können auf Augenhöhe Wissen und Erfahrung austauschen. Das rosarote-Brillen-Prinzip will aber erst einmal verstanden werden.

Jeder macht seine eigenen Lernerfahrungen

Vielleicht gibt es auch gute Freunde und Freundinnen, die vor dem neuen Partner, dem Ausbilder oder Lehrer warnen. Und doch wird dies gern überhört. Da es nicht ihre Lernaufgabe ist, sind sie mit diesem Menschen nicht verstrickt und können aus einer anderen Perspektive heraus erkennen, dass ein Konflikt vorprogrammiert ist. Doch eben dieser Konflikt ist für die Person selbst vielleicht gerade dran. Wir sollten es unseren Freunden also nicht übel nehmen, dass sie sauer sind, wenn wir nicht auf ihre Warnung hören. Diese Lernaufgabe ist schließlich unsere. „Sei doch nicht so naiv", „Du bist mal wieder zu vertrauensselig", „Siehst du das denn nicht?", so argumentieren unsere Freunde gern. Doch wir müssen unsere eigenen Erfahrungen machen.

Eltern werden dies gut verstehen können. Natürlich wissen sie aus ihrer Lebenserfahrung heraus, dass bei gewissen Menschen oder Situationen Konflikte vorprogrammiert sind, dass man verletzt und ausgenutzt wird und dass Tränen fließen werden. Und doch kann eine Mutter mit Engelszungen reden, ihre Tochter wird sich trotzdem auf den Halunken einlassen, wenn es zu ihrem Weg gehört.

Übrigens: Verbote erhöhen den Reiz!

Jeder hat seine Lernaufgabe selbst zu bewältigen. Du kannst einem Kind tausend Mal sagen, dass die Herdplatte heiß ist. Vielleicht vertraut es Dir und erkundet nur mit großem Abstand und sehr vorsichtig die ausstrahlende Hitze. Oder aber es sagt sich: Wahrscheinlich stimmt das gar nicht oder vielleicht trifft es für mich nicht zu, was die Eltern mir da sagen. Und schwups landet das Patschhändchen auf der heißen Herdplatte.

Wir lernen nur durch eigene Erfahrungen.

Spar Dir die Trennung

Nun stell Dir einmal vor, Du bist schon 20 Jahre oder vielleicht sogar noch länger mit Deinem Partner zusammen. Ihr kennt Euch in- und auswendig. Stimmt das? Geht das überhaupt, sich in- und auswendig zu kennen? Zumindest passiert nichts mehr, was Dich am Partner noch überraschen könnte? Einmal abgesehen davon, dass wir unserem Partner schon durch diese Einstellung und Erwartung die Möglichkeit nehmen, uns zu überraschen, scheint die Beziehung in eine Sackgasse geraten zu sein. Der Alltag macht mürbe, die Luft ist raus, die Liebe völlig eingeschlafen. Was nun? In der heutigen Zeit sind Scheidungen und Trennungen gesellschaftlich akzeptiert, und das obwohl es mittlerweile großartige Möglichkeiten gibt an einer Beziehung zu arbeiten, um wieder auf Augenhöhe zu kommen und die Partnerschaft glücklich zu gestalten. Doch die Wahl fällt häufig auf den vermeintlich einfachsten Weg - die Trennung. Frei nach dem Motto: „Beim nächsten Mann wird alles anders" - guter Witz!

Man findet einen neuen Partner, genießt die rosarote Brille und denkt alles ist anders, bis die blöden alten Muster, Verletzungen und Themen wieder auf den Tisch kommen, die bis dahin mit dem vorherigen Partner nicht gelöst worden sind. Der nächste Partner ist oftmals nur eine neue Verpackung, ein kurzzeitiger neuer Gefühlsrausch und wenn's schlecht läuft, kommt es vielleicht noch schlimmer als mit dem vorherigen. Warum sollte es in Beziehungen mit Beziehungsthemen anders laufen, als mit allen anderen Lernaufgaben? Du kannst umziehen, doch die Probleme ziehen mit. Du kannst versuchen, die Probleme im Alkohol zu ertränken, doch sie können schwimmen. Du kannst versuchen, über das Joggen Deinen Problemen wegzulaufen, doch sie werden Dich überholen. Diese Liste könnte ich endlos fortführen.

„Beziehung" heißt auf Deutsch:
Beschäftige Dich mit Dir selbst und entwickle Dich.
(Ilka Plassmeier)

Das Leben hat Dir einen Partner (Chef, Kollegen, Freunde, Familie) geschenkt, mit dem, an dem und durch den Du Deine Lernaufgabe lösen und annehmen kannst. Du brauchst Dich also nicht zu trennen, das Leben hat sich nicht geirrt. Schau, was diese Beziehung bei Dir auslöst, was Du für Dich ändern kannst und schon wird sich auch die Beziehung verändern.

Im Folgenden ein kurzes Beispiel, was eine meiner Klientinnen über sich geschrieben hat und auf viele Menschen übertragbar ist:

> *„Es geht bei mir hauptsächlich um das Thema Partnerschaft. Ich bin 35 Jahre alt, alleinerziehend und habe einen zwölfjährigen Sohn. Inzwischen habe ich erkannt, dass es mir einfach nicht gelingt, mit einem Partner zusammenzuleben, obwohl ich mir nichts sehnlicher wünsche. Mit dem Vater meines Sohnes führte ich jahrelang eine Wochenendbeziehung, uns trennten in der Woche fast 600 Kilometer. Mein Kopf hat sich immer mehr Nähe gewünscht, doch mein Herz hatte Angst davor. Dann verliebte ich mich in einen Mann, den ich schon aus frühester Kindheit kannte, und ich verließ den Vater meines Sohnes. Anfangs war es mit meiner Sandkastenliebe einfach wundervoll. Doch dann landete ich wieder in demselben Muster, mein Partner war immer weniger anwesend und es gab keinen echten Alltag. Aus der alten Fernbeziehung wurde eine neue On-off-Beziehung, aus der ich mich nicht lösen kann und in der wir räumlich nicht zusammenkommen. Und wenn ich die Gemeinsamkeiten meiner bisherigen Partner zusammenfasse, dann waren sie eigentlich alle hilfsbedürftig und entweder räumlich oder innerlich abwesend. Ich*

wünsche mir so sehr einen anwesenden Partner auf Augenhöhe, bei dem ich Nähe zulassen kann."

Mit dieser Klientin habe ich eine Astrologische Symbolaufstellung gemacht und zusammen haben wir herausgefunden, dass dieses Nähe-Distanz-Thema nur als äußerer Spiegel (die äußere Projektionsfläche) für die Beziehung zu einem ihrer Seelenanteile im Inneren diente. Diese Frau konnte die Nähe zu sich selbst, zu ihrem Seelenanteil nicht herstellen bzw. zulassen. Das Urvertrauen fehlte völlig, weil die Mutter der Klientin eine große Enttäuschung während ihrer Schwangerschaft erlebte. Diese Enttäuschung war für die ungeborene Klientin so deutlich spürbar, dass sie sich im Hier und Heute nicht einlassen konnte. Nach der Transformation dieses Themas war nicht nur die Klientin wie ausgewechselt, sondern auch ihre Sandkastenliebe fasste sich ein Herz und ist nun sehr nah.

Es gibt keine „falschen" Partner, denn das Leben kann sich nicht irren. Wir werden auf sinnvolle Weise zusammengeführt und ziehen gleichzeitig unbewusst immer den richtigen Menschen an, den wir jetzt brauchen. Wozu?

1. Um genau die Erfahrungen mit ihm zu machen, die wir machen - ob schöne, lehrreiche, schmerzhafte oder harmonische. Alle Arten sind aus Sicht unserer Seele gleich wertvoll, auch wenn der Kopf bei manchen Dingen gerne sagt: Das hätte ich mir auch sparen können! Für unsere Seele ist es Erfahrung und somit sehr wertvoll. Allein der Kopf bringt die Wertung hinein.

2. Um etwas Wichtiges über Dich und in Dir zu erkennen, innerlich zu wachsen und zu reifen und, im Falle der schmerzhaften oder enttäuschenden Erfahrungen, etwas in Dir heilen zu lassen und Dich für einen neuen Weg mit **DIR** zu entscheiden.

Natürlich gibt es auch hier eine Ausnahme von der Regel. Es gibt durchaus Beziehungen durch die wir lernen sollen, uns zu trennen. Dies gilt beispielsweise bei Gewalt, Unterdrückung, Abhängigkeit oder auch Missbrauch in der Beziehung. Hier ist es die Aufgabe Selbstliebe, Selbstbewusstsein und Mut zu entwickeln und sich von diesem Menschen zu lösen. Wenn Du Dich in einer Beziehung eingesperrt fühlst und der andere Deine eigene Entfaltung unterdrückt (aktiv oder auch passiv/subtil), heißt die Entwicklungsaufgabe: Beende die Beziehung!

Warum immer ich?

In meinen Coachings treffe ich häufig auf Frauen, die sich darüber beschweren, warum denn immer sie arbeiten und verändern müssen, während der Mann alles gut verdrängen kann. Dann frage ich gerne: Wer hat denn das Problem? Wer fühlt sich denn unwohl? Dein Mann ja offensichtlich nicht.

Wir Frauen sind nur ein wenig gefühlsbetonter, wobei Männer eher rational sind (Ausnahmen bestätigen die Regel). Eine Frau kann die Emotionen weniger zurückdrängen, also ist sie auch eher bereit, etwas aufzudecken, abzuarbeiten und zu verändern.

Und auch wenn wir eine Couch-Potato oder das Schweigen-im-Walde als Partner Zuhause haben: Liebe Frauen, unterschätzt Eure Männer nicht! Wenn Ihr an Euch arbeitet, arbeitet Ihr an Eurer Beziehung und auch ein Stück für Euren Partner mit. Durch das Gesetz der Anziehung und Resonanz sowie das Spiegelgesetz, wird auch Dein Partner sich verändern. Mach daraus kein Drama und sieh Dich nicht als Opfer. Du hast Dir diesen Partner ausgesucht, Du hast Dich auf ihn eingelassen. Nun mach was draus!

Verbiegen und anpassen um jeden Preis?

Vielleicht hat Dich die rosarote Brille auch dazu gebracht, Dich zu verbiegen oder zu sehr anzupassen, was weder Dein Partner noch Deine Seele möchte. Doch Dein Ego hat Dir über Erwartungen und Vorstellungen vorgegaukelt, dass Du nur auf diese Weise Deinen Partner halten kannst. Dazu gibt es jetzt abermals eine kleine Geschichte, deren Verfasser mir leider wieder nicht bekannt ist:

Ein Ackergaul, groß, stark und fast majestätisch, zog wie jeden Tag im Herbst schwitzend und doch stetig den Pflug über das Feld. Seine Muskeln waren angespannt und in der Sonne glänzte sein Fell. An diesem Tag kam eine elegante und sehnige Rennpferdstute am Feld vorbei. Natürlich sah sie den Hengst, der scheinbar mit Leichtigkeit den schweren Pflug durch den Boden zog. Sie war völlig fasziniert. So ein starker Hengst, der mit großer Gelassenheit seinen Weg ging. Wie könnte so jemand sich für sie interessieren?

Der Hengst bemerkte die Stute und nickte ihr anerkennend zu. Was für eine schöne Stute, grazil und elegant. Leider hatte er im Moment keine Zeit, da das Feld vor dem Winter bestellt werden musste. Doch nahm er sich vor die Stute im Frühling anzusprechen, sollte sie wieder seinen Weg kreuzen. Die Stute hingegen dachte: Bestimmt findet mich der Hengst attraktiver, wenn ich so werde wie er. Also begann die Stute bereits im Herbst mit dem Training. Den ganzen Winter über zog sie schwere Lasten hinter sich her, sie mühte sich ab, gab nicht auf und verbog sich. Das Renntraining vernachlässigte sie völlig.

Im Frühling war es endlich so weit, der Ackergaul und die Rennpferdstute trafen sich am Feld wieder. Doch der Ackergaul erschrak. Was war aus der wundervollen Stute geworden? Ihr

Körper war voller Knorpel, ihr Gesicht war verhärmt und ihr Fell war stumpf. Sie zog einen großen Baumstamm hinter sich her, der doch viel zu schwer für sie war. Sicher konnte sie nun kein Rennen mehr gewinnen. Wo war ihre Schönheit geblieben? Wo war der Reiz, den er im Herbst gespürt hatte? In die grazile Rennpferdstute hatte er sich verliebt. Doch was sie jetzt aus sich gemacht hatte, machte ihn nur traurig.

Und so zogen der Ackergaul und die Rennpferdstute beide traurig aneinander vorbei, ohne ein Wort zu wechseln.

Immer wenn wir uns anstrengen müssen, um jemandem zu gefallen, sollten wir darüber nachdenken, ob es nicht besser wäre, einfach so zu sein wie wir sind. Auf diese Weise haben die anderen die Chance uns genau deshalb zu mögen, weil wir so sind wie wir sind. So wie Du bist, bist Du bereits wunderbar, großartig, liebenswert und wertvoll. Sei Du selbst, liebe Dich und dann werden Dich die anderen auch lieben.

Die Menschen, mit denen Du in Kontakt stehst, möchten, dass Du ganz Du selbst bist. Du brauchst Dich für nichts und niemanden zu verbiegen. Solltest Du das tun, verfälschst Du die Echtheit der Beziehung. Und sollte Dich jemand zwingen Dich zu verbiegen, verabschiede Dich von ihm. Das ist nicht das, was Deine Seele möchte. Bist Du eine Rennpferdstute, dann bleibe selbstbewusst eine Rennpferdstute! Das ist Dein Potenzial, das sind Deine Fähigkeiten und das ist Dein Weg.

Haben Singles keinen Spiegel?

Natürlich spiegeln ein Partner oder auch Kinder uns am besten. Und doch gibt es heute viele Menschen, die Single sind und sich durchaus einen Partner wünschen. Wenn ich nun keinen Partner habe, habe ich dann keinen Spiegel? Oh doch! Menschen sind Beziehungstiere. Nur die wenigsten von uns leben in völliger Isolation und ohne soziale Kontakte. Fast jeder Kontakt mit einem Wesen spiegelt mir etwas. Das können Freunde, Kollegen, Chefs, Eltern, Geschwister, Kinder oder vielleicht auch ein Handwerker sein, der seit Monaten meinen Auftrag vor sich herschiebt. Spiegel gibt es in Hülle und Fülle. Durch jeden Menschen, durch jede Beziehung können wir etwas lernen.

Übrigens sind Haustiere durchaus auch gute Spiegel. Habe ich zum Beispiel einen Hund, den nichts erschüttern kann und der jeden Menschen freudig begrüßt, bin ich wohl auch ein aufgeschlossener Mensch. Habe ich einen Hund, der sich nur für mich und meine Familie interessiert, aber peinlichst darauf bedacht ist, dass mir kein Fremder zu nahe kommt und zähnefletschend mögliche Eindringlinge auf eine gewisse Distanz hält, dann könnte es sein, dass meine Grenzen schon des Öfteren verletzt wurden bzw. ich das zugelassen habe.

Die Frage sollte wohl eher lauten: Warum bin ich Single, wenn ich mir doch einen Partner wünsche? Anscheinend gibt es tief in mir einen Mechanismus, der dafür sorgt, dass ich den passenden Partner zurzeit nicht anziehe. Brauche ich im Moment etwa keinen Partner? Oder gibt es vorher noch etwas aufzuarbeiten? Was hat dazu geführt, dass ich alleine bin?

Hier können verschiedene Faktoren auf unbewusster Ebene wirken. Vielleicht halten Dich alte **Glaubenssätze und Programmierungen** zurück, einen potenziellen Partner kennenzulernen. Daraus resultieren flapsige Aussprüche wie zum Beispiel: „Der Partner für mich muss erst noch gebacken werden" und „Mit meinen vielen Ecken und Kanten will mich doch sowieso keiner". Manchmal steckt ein Selbstwertthema dahinter, manchmal steht es aber auch für die Weigerung, an sich zu arbeiten und zuweilen wurde dies bereits in der Kindheit suggeriert. Gab es vielleicht eine Tante, die einmal gesagt hat: „Mit deinen Launen findest du nie einen Mann." Oder jemanden, der sagte: „So wählerisch wie du bist, fällt jede Frau durch dein Raster." Dann wird es Zeit, diese Programmierung zu löschen!

Vielleicht sind aber auch **alte Verletzungen** aus früheren Beziehungen noch nicht geheilt. Vielleicht hat man sich dem Schmerz und der Trauer über eine gescheiterte Beziehung noch nicht gestellt. Auch eine Trennung braucht eine Trauerphase, selbst für den, der sich getrennt hat. Vielleicht herrscht auch Angst, wieder verletzt zu werden. Eine kluge Frau (Eleonore Roosevelt) sagte einmal: „Niemand kann dich ohne dein Einverständnis dazu bringen, dich minderwertig zu fühlen." Im übertragenen Sinne: Niemand kann Dich verletzen, es sei denn, Du hattest eine Entsprechung dazu. Vielleicht gehörte es zu Deiner Lernaufgabe zu erkennen, wo Du verletzbar bist und wo es noch etwas zu entwickeln gilt.

Wer mit seinem Ex-Partner noch innerlich Krieg führt, mit ihm und sich selbst noch hadert und sich verurteilt, der geht mit einer offenen Wunde durch das Leben. Es besteht dann die Gefahr, mit einem potenziellen neuen und vermeintlich besseren Partner gemäß Resonanzgesetz eine Neuauflage der alten Beziehung anzuziehen (das ist wie Salz in der Wunde) und die Erfahrung noch einmal zu machen.

Wer verlassen wurde, darf sich fragen: Wie oft in meinem Leben habe ich mich selbst innerlich verlassen und bin nicht meinem Herzen gefolgt, sondern der Stimme der Angst? Oder welche Situation aus der Vergangenheit in Bezug auf Verlassen-werden habe ich noch nicht verarbeitet und noch keinen Frieden damit geschlossen?

Wer betrogen wurde, frage sich bitte: Wo lebe ich selbst nicht meine Wahrheit, sondern betrüge mich selbst? Und was habe ich dazu beigetragen, dass mir dieser Betrug wiederfahren ist? Gab es vielleicht einen unterschwelligen Vorteil am Betrug? (Dann habe ich z.B. dem Betrüger gegenüber ein Druckmittel, dann brauche ich Sexualität nicht mehr zu leben oder dann habe ich einen Grund mich zu trennen etc.) Ich weiß, dass diese Fragen zum Betrug sehr schmerzhaft sind und viele Menschen sehr empören. Schließlich hat man es doch nicht darauf angelegt, betrogen zu werden... Doch ist es passiert und es hat einen Grund.

Wer Gewalt in früheren Beziehungen erlebte, sollte sich die Fragen stellen: Wem habe ich noch nicht vergeben (dem Ex oder vielleicht sogar jemanden aus der Kindheit)? Wie oft habe ich mich in meinem Leben selbst lieblos und hart behandelt und mir auf diese Weise selbst Gewalt angetan? Hierbei geht es gar nicht so sehr um äußerliche Gewalt oder körperliche Selbstverletzung. Härte und Strenge gegen sich selbst, Perfektionsansprüche und Leistungsdruck/Überforderung sind ebenso eine Gewaltanwendung gegen sich selbst.

Viele Singles, On-off-Beziehungen oder Fernbeziehungen haben einen **Nähe-Distanz-Konflikt**. Unbewusst wird der andere auf Abstand gehalten. Zwar verbiegen wir uns in dieser Beziehung bzw. als Single dann nicht wie unsere Rennpferdstute, doch wir möchten auch nicht, dass uns der andere so echt sieht wie wir sind. Eine Beziehung zu führen bedeutet nämlich, dass ein anderer Mensch ebenfalls die unedlen und menschlichen Seiten von uns sieht. In einer nahen Beziehung lernt der

Partner alles kennen. Es geht dabei nicht nur den einen Pupser oder das von Fieber gerötete Gesicht mitsamt ungewaschenen Haaren nach ein paar Tagen Bettruhe, sondern auch um alle Schattenseiten in der Persönlichkeit. Den anderen auf Distanz zu halten stellt sicher, dass all dies verborgen bleibt.

Ein anderer Aspekt des Nähe-Distanz-Konfliktes ist, einerseits nicht allein sein zu können, sich jedoch andererseits in einer normalen Beziehung beengt zu fühlen. Sind wir uns dieses Umstands bewusst, können wir entweder den Konflikt bearbeiten oder von vornherein dem Partner vermitteln, dass wir für das Wohlgefühl in einer Beziehung sehr viel Freiheit brauchen (die zweite Möglichkeit ist jedoch wohl eher eine Kompensation).

Halten wir einen Partner auf Abstand oder komplett fern, dann müssen sich unsere Lernaufgaben eben andere Menschen (Spiegel im Außen) suchen, die uns unsere Schattenseiten zeigen. Wäre es da nicht die bessere Alternative, unser Schutzschild ein wenig herunterzufahren und dem eigenen Partner die Chance zu geben, uns kennenzulernen?

Wenn Du Dich unsichtbar machst,
wundere Dich nicht, wenn Du übersehen wirst.
(Ilka Plassmeier)

Vielleicht habe ich auch noch keinen passenden Partner angezogen, weil **etwas Erlerntes** in meinem Unterbewusstsein so stark ist, dass sich keine Resonanz bildet. Mit „etwas Erlerntes" meine ich nicht nur Glaubenssätze oder Programmierung, sondern tatsächlich das Erleben im Kindesalter oder jungen Erwachsenenalter. Wenn zum Beispiel meine Oma, nachdem sie ihren Mann im Krieg verloren hat, nicht wieder geheiratet hat und meine Mutter nach der Scheidung von meinem Vater Männer nur noch als Schweine bezeichnete, dann kann es sein, dass ich mich unbewusst solidarisch mit meiner Mutterlinie zeige und mich auch nicht auf eine Partnerschaft einlasse. Vielleicht hat sich unterbewusst bei mir das Bild verankert: Partner verlassen mich sowieso.

Zum Thema Erlerntes gibt es eine bekannte Geschichte:

> *In einem Experiment, das von der Harvard Universität durchgeführt wurde, wohnten vier Affen in einem gemeinsamen Raum. In diesem Raum befand sich eine hohe Stange, an dessen Ende täglich frische Bananen aufgehängt wurden. Der erste Affe kletterte nun die Stange hoch, um sich eine der leckeren Früchte zu holen. Kurz bevor er am Ziel angekommen war, erhielt er eine kalte, kräftige Dusche, erschrak dabei und verließ fluchtartig die Stange, ohne sich zuvor eine Banane genommen zu haben. Dieses Spiel wiederholte sich danach mehrmals. Jeder Affe probierte einige Male ans Ziel zu gelangen, jedoch ohne Erfolg. Irgendwann gaben es die Affen schließlich auf, die Stange hochzuklettern.*
>
> *Daraufhin tauschten die Wissenschaftler einen der Affen gegen einen neuen aus, der natürlich nichts von den Problemen am Ende der Stange wusste. Sofort begann er diese emporzuklettern, wurde jedoch von den übrigen Affen lautstark daran gehindert, die Banane zu erreichen. Im Laufe der Zeit wurde ein Affe nach dem anderen ausgetauscht, bis sich schließlich vier Affen im Raum befanden, die selbst noch niemals die Stange erklommen und folglich auch noch keine negativen Erfahrungen gemacht hatten. Trotzdem versuchte keiner dieser Affen die Stange hinaufzuklettern. Auch als die Dusche schließlich abmontiert wurde, kam kein Affe jemals auf die Idee, nach den Bananen zu greifen. (Nach Hamel, Gary/Prahalad, C.K.: „Wettlauf um die Zukunft")*

Erklären wir uns also unserer Familie gegenüber solidarisch und vertrauen ihren Erfahrungen, könnten uns so einige leckere Bananen durch die Lappen gehen.

Schwingt eines oder mehrere dieser Themen in Deinem Unterbewusstsein, dann ziehst Du das an, was Du aussendest: Partnerlosigkeit! Vielleicht ist ein potenzieller Partner schon fünfzehn Mal an Dir vorbeigelaufen, nur konntest Du ihn durch Deine unbewussten Themen einfach nicht wahrnehmen. Stell Dir dafür das Bild einer Saloontür vor, deren zwei Türblätter schwingen. Während Du auf der einen Seite hineingehst, geht gleichzeitig auf der anderen Seite der potenzielle Partner hinaus. Vielleicht spürst Du noch kurzzeitig eine Energie, doch da Du darauf fokussiert bist wohin Du möchtest, siehst Du anderen einfach nicht.

Möchtest Du an Deinem Singledasein etwas verändern, dann gibt es viele verschiedene Coaching-Tools, die Dir helfen können herauszufinden, was die Ursache dafür ist und wie es verändert werden kann. Aus meiner Erfahrung heraus helfen dort am besten die Astrologischen Symbolaufstellungen und die 2-Punkt-Methode (Matrixen).

Hier habe ich nur die Hauptgründe für die echte, ungewollte Partnerlosigkeit aufgeführt. Natürlich gibt es auch eine angenehm gelebte Partnerlosigkeit bzw. von der Seele gewollte Phase des Singledaseins. Manchmal sollen wir lernen, ohne Partner zu leben, die Dinge des Alltags allein zu meistern und uns auf uns selbst zu konzentrieren. Vielleicht denkt der Kopf: „Aber ich möchte doch einen Partner..." Doch tief im Herzen lautet die Antwort: „Zurzeit brauchst Du keinen. Also lebe Dein Leben und entdecke, was Dich erfüllt – unabhängig von einer Beziehung."

Heute haben wir die Möglichkeit, nachdem wir das Elternhaus verlassen haben, uns selbst zu entdecken und auszuprobieren. Dadurch begegnen sich als Partner später wesentlich selbständigere Menschen.

KAPITEL 2
Wie innen, so außen - Das Spiegelspiel

Woher weiß ich, dass ich es im Spiegel bin?

„Im DU erkenne ich MICH“ - das ist ja alles ganz toll, doch stimmt das überhaupt? Oder ziehe ich mir zu viele Schuhe an?

Wenn ich in den Spiegel schaue, dann weiß ich, dass es mein Gesicht im Spiegel ist. Mein Gehirn hat in diesem Fall gelernt, die Innen- und Außenwahrnehmung miteinander zu verknüpfen. Ein Baby, eine Katze oder ein Wellensittich zum Beispiel haben diese Verknüpfung (noch) nicht. Der Wellensittich glaubt tatsächlich im Spiegelbild seinen Käfigkumpanen gefunden zu haben. Eine Katze macht oft vor dem eigenen Spiegelbild einen Buckel und faucht es an wie einen Feind. Ein Baby versucht das Kind im Spiegel zu berühren, gerade dann, wenn das Baby im Spiegel das geliebte Kuscheltier oder Spielzeug in der Hand hält.

Als heranwachsender Mensch lerne ich also, dass das Gesicht im Spiegel mein eigenes ist. Und so kann eine Frau zum Beispiel im Spiegel genau erkennen, wie sie sich die Lippen nachzieht. Sie trägt sich den Lippenstift auf und bemalt nicht den Spiegel und sie weiß, dass das Bild im Spiegel zeigt, wie sie aussieht. Das heißt mit anderen Worten: Der Spiegel hat Dir den Pickel, den er Dir zeigt, nicht angehext. Er weiß gar nichts davon. Es hat mit dem Spiegel nichts zu tun.

Nun begegnet Dir ein Mensch und Du erkennst bei ihm eine Macke. Sie ist ihm selbst noch gar nicht aufgefallen, doch Dich stört sie ungemein. Diese Macke ist deutlich auf seiner Stirn (im übertragenen Sinn) zu sehen. Du weist ihn darauf hin und er sagt: „Sehe ich nicht." Du hältst ihm einen Spiegel vor, damit er sie sehen kann. Doch er sagt nur: „Ja, das bin ich, so sehe ich schon immer aus." Er hat mit dieser Macke interessanterweise überhaupt gar kein Problem. Doch Dich stört sie. Vielleicht denkst Du sogar noch: „Wenn ich so eine Macke an der Stirn hätte, würde mich das stören." Interessanterweise kommst Du allerdings nicht auf die Idee, selbst in den Spiegel zu schauen und Deine eigene Stirn zu überprüfen. Vielleicht war genau dieser Mensch für Dich Dein Spiegel. Vielleicht gibt es auch etwas auf Deiner Stirn. Dich stört die Macke des anderen nur so lange, bist Du Deine Entsprechung dazu gefunden, erkannt und Deinen Frieden damit gemacht bzw. es verändert hast.

Der Begriff „Spiegeln" wird in vielerlei Hinsicht verwendet. Man findet ihn in der Psychotherapie in unterschiedlichen Bereichen. Oft wird dieser Begriff im Zusammenhang mit Projektionen und Übertragungen gebraucht. Das Spiegeln passiert im Inneren mit den eigenen Gefühlen und Wahrnehmungen. Projektionen und Übertragungen spielen sich hingegen im Außen beim Gegenüber ab (und sind eher als eine Art Abweisung/Ablehnung der eigenen Anteile zu sehen). Spiegeln beschreibt aber auch einen Effekt, der mit Wahrnehmung zu tun hat. Treten wir mit einem Menschen in Kontakt, erhalten wir eine Vielzahl von Botschaften, die wir bewusst oder unbewusst wahrnehmen können. Teilweise handelt es sich dabei um Dinge, die uns aktiv vom Gegenüber mitgeteilt werden. Zu einem anderen Teil handelt es sich um Eindrücke, die wir selbst wahrnehmen. Das Spiegeln beschreibt das Phänomen des Erkennens der eigenen Anteile im Gegenüber. Je nachdem wie die Person auf uns wirkt, nehmen wir dabei unsere eigenen Defizite oder Wünsche und Bedürfnisse wahr. Spiegelung hat etwas mit der eigenen Wahrnehmung zu tun. Hier kann ich erkennen, was ich mir wünsche oder was ich ablehne, was ich bin oder wer ich sein möchte. Jeder Mensch greift in gewisser Weise auf Spiegelungen zurück. Je bewusster wir mit ihnen umgehen, desto leichter können wir uns (weiter-)entwickeln.

Beziehungen - egal welcher Art - sind aus seelischer Sicht nichts als Heilräume. Sie bringen Herausforderungen in unser Leben, spiegeln uns unsere Wunden, geben uns Gelegenheit zu wachsen und legen offen, in welchen Bereichen wir uns selbst belügen. Eine Beziehung an sich ist ein Lehrer, durch sie wird unsere Seele lernen. Die Verbindung zu anderen Menschen spiegelt unsere Lernaufgaben.

> *Ein Mann kam zum Haus seiner Angebeteten und klopfte: „Wer ist da?", fragte eine Stimme. „Ich bin es", antwortete der Mann. „Hier ist kein Platz für dich und mich", entgegnete die Stimme. Die Tür blieb verschlossen.*
>
> *Nach Jahren der Einsamkeit und Entbehrungen kam der Mann erneut an die Tür und klopfte. „Wer ist da?", fragte die Stimme wieder. „Du bist es", antwortete der Mann. Und die Tür wurde ihm aufgetan.*
> *(Rumi)*

Projektionen und Schuldzuweisung

Projektionen sind eine Art Schutzmechanismus unseres Egos. Durch sie verteidigt es seine Strategien und Muster, seine Lügen und Illusionen gegen die Realität. Es ist meist sehr einfach zu erkennen, wann andere projizieren. Zu Beginn ist es jedoch fast unmöglich, die eigenen Projektionen zu durchschauen, denn von innen sieht die Illusion dummerweise aus wie die Wahrheit. Die Projektionen zu hinterfragen heißt oft, die eigene Wahrnehmung insgesamt, einen guten Teil des eigenen Realitätskonstrukts und obendrein noch eine Selbstwahrnehmung gründlich infrage zu stellen. Ein Schritt, der Bewusstheit erfordert.

Wenn wir projizieren, tun wir dies immer in der vollen Überzeugung, die Wahrheit zu sehen. Mehr noch, es scheint uns so offensichtlich und so außer Frage die Wahrheit zu sein, dass es uns jahrelang nicht in den Sinn kommen mag, was wirklich abläuft. Es ist immer leichter Verfehlungen oder Schuld bei anderen zu sehen. Der andere ist schuld daran, dass die Beziehung nicht funktioniert, dass ich mich nicht voll entfalten kann, dass ich meinen Weg nicht gehe usw. Wäre der andere nämlich nicht schuld daran, dann müsste ich aus meiner passiven Opferrolle von meiner imaginären Couch in der Komfortzone aussteigen und in die aktive Rolle des Gestalters gehen. Und dabei könnte ich Fehler machen, die dann schmerzlich wären.

Doch niemand anderes trägt Schuld an unserem Leben, unserer Lebensweise, unseren Beziehungen oder unseren Stimmungen. Der Reinkarnationsgedanke beschreibt dies wunderbar: Vor meiner Zeugung habe ich mir genau diese Eltern und diese Familie ausgesucht, weil genau diese Menschen und Beziehungen hilfreich für meine Lernaufgaben sind. Niemand anderes ist verantwortlich für mein Sein, außer mir selbst.

Dass diese Lebenseinstellung Dein Weltbild ankratzt, wenn Du Dich bisher mit diesen Themen noch nicht beschäftigt hast und vielleicht eine schmerzhafte Kindheit hattest, ist mir wohl bewusst. Doch solange Du mit der Schuldzuweisung in der Vergangenheit bei anderen Menschen bleibst, kannst Du nicht frei werden. Im Hier und Heute ist niemand anderes verantwortlich für Dein Leben, außer Dir selbst. Sollte es noch alte Verletzungen aus der Vergangenheit geben, ist es vielleicht höchste Zeit mit der Vergebens-Arbeit zu beginnen. Dabei ist es nicht wichtig, dass Du anderen Menschen vergibst, vielmehr ist am allerwichtigsten dabei, dass Du Dir selbst vergibst. Mehr dazu später.

Hier noch eine lustige Geschichte zum Thema Projektion:

> *Ein Mann ruft den Hausarzt der Familie an.*
> *„Hallo Ricardo, hier ist Julian."*
> *„Hallo. Was gibt es Neues, Julian?"*
> *„Du, ich mach mir Sorgen um Maria."*
> *„Wieso, was ist mit ihr?"*
> *„Ich glaube, sie wird taub."*
> *„Wie, sie wird taub?"*
> *„Ja wirklich. Du musst sie dir mal ansehen."*
> *„In Ordnung, da es aber keine akute, lebensbedrohliche Krankheit ist, bringe sie doch am Montag zu mir in die Sprechstunde und ich sehe sie mir einmal an."*
> *„Glaubst du wirklich, das hat Zeit bis Montag?"*
> *„Woran ist dir denn aufgefallen, dass sie nichts hört?"*
> *„Tja... Sie antwortet nicht, wenn ich sie rufe."*
> *„Verstehe, das kann alles Mögliche sein, zum Beispiel ein Pfropfen im Ohr. Lass uns doch mal ausprobieren, wie schwerhörig Maria tatsächlich ist. Wo bist du gerade?"*
> *„Im Schlafzimmer."*
> *„Und wo ist sie?"*

„In der Küche."
„Gut. Ruf sie doch einfach mal zu dir ins Schlafzimmer."
„Mariaaaaa.....! Nein, sie hört mich nicht."
„In Ordnung. Geh mal zur Schlafzimmertür und ruf auf den Flur hinaus."
„Mariaaaaaa.....! Keine Chance."
„Warte, nicht aufgeben. Nimm das schnurlose Telefon und geh damit durch den Flur auf sie zu, damit wir sehen, wann sie dich hört."
„Maria! Maria! Maria! Nichts zu machen. Ich stehe vor der Küchentür und sehe sie. Sie dreht mir den Rücken zu und spült ab, aber sie hört mich nicht. Maria! Aussichtslos."
„Jetzt noch näher ran."
Der Mann betritt die Küche und nähert sich Maria. Er legt die eine Hand auf die Schulter und schreit ihr ins Ohr: „Maria!"
Die Frau dreht sich wütend um und schnauzt ihren Mann an:
„Was willst du? Was willst du, was willst du, was willst du? Du hast mich schon zehn Mal gerufen und zehn Mal habe ich geantwortet und gefragt, was du willst. Jeden Tag wirst du tauber! Wann gehst du endlich mal zum Arzt?"

So etwas nennt man Projektion. Jedes Mal, wenn ich etwas bei einem anderen entdecke, wäre es sinnvoll mich daran zu erinnern, dass das, was ich sehe, auch immer ein kleines, klitzekleines Stück von mir selbst ist.

Bewunderung, Ablehnung und Neid

Spiegel und Projektion eignen sich wunderbar dazu herauszufinden, auf was oder wen wir neidisch sind, was oder wen wir ablehnen und was oder wen wir bewundern.

Bewunderung

Früher habe ich Menschen bewundert, die Vorträge aus dem Bauch heraus mit viel Freude vor hunderten von Menschen halten konnten. Und ich habe Autoren bewundert, die lebendige Bücher schreiben konnten. Irgendwann sagte eine Ausbilderin einmal zu mir: „Hör auf, mich zu bewundern! Das, was du an mir bewunderst, ist ein Potenzial, das in dir schlummert. Verschwende deine Aufmerksamkeit und deine Kraft nicht mit der Bewunderung, sondern entfalte mutig dein Potenzial. Anscheinend ist es genau das, was du auch kannst. Gib Vorträge ohne große Vorbereitung und fang an zu schreiben!"
Ich glaube, dieses persönliche Beispiel zeigt am besten, was es mit der Bewunderung auf sich hat. Dabei darf ich natürlich nicht verschweigen, dass es mich gerade am Anfang viel Mut und Überwindung kostete und natürlich auch Selbstzweifel kräftig an meine Tür klopften. Doch diese Aufforderung und dieses Wissen gaben mir den Antrieb und auch den Glauben an mich selbst.

Überleg doch einmal: Was bewunderst Du? Wen bewunderst Du? Und dann probiere es einfach einmal aus. Erst im Kleinen und wenn Du Sicherheit bekommst, trau Dich ins Größere zu gehen. Setze Deine Ziele immer so, dass sie erreichbar sind. Die sogenannten Etappenziele helfen Dir, das große Ziel, das Du bewunderst, zu erreichen. Und wenn Du jemanden bewunderst, der handwerklich einiges drauf hat, Du aber noch nicht einmal ein Loch in die Wand bohren kannst, weil es Dir niemand gezeigt hat, schau Dich nach einem entsprechenden Kurs um. Du wirst sehen, dass es Dir Freude machen wird.

Ablehnung

Gibt es Dinge, die Du vollkommen ablehnst? Fang bei etwas Banalem an, wie zum Beispiel Unpünktlichkeit. Stell Dir vor, Du findest es ganz furchtbar, wenn Deine Freundin immer fünfzehn Minuten (oder vielleicht noch länger) zu spät kommt. Es regt Dich auf und macht Dich wütend. Du hast sie auch schon einige Male darauf angesprochen und Deiner Wut Luft gemacht. Und trotzdem ändert sich nichts, sie kommt nach wie vor zu spät.

Solange Dich dieses Verhalten und die Unpünktlichkeit ärgern, hat es etwas mit Dir zu tun. Okay, vielleicht sagst Du jetzt: Ich bin immer überpünktlich und immer fünf Minuten vor dem Termin am vereinbarten Ort. Das mag so sein. Die Unpünktlichkeit und vielleicht auch das von Deiner Freundin gezeigte Verhalten müssen nicht unbedingt mit vereinbarten Terminen zusammenhängen. Schau einmal in andere Bereiche: Wo bist Du unpünktlich? Was schiebst Du auf die lange Bank? Wo bist Du vielleicht unachtsam oder respektlos? Wenn Du herausfindest, was Dir das Leben über das Verhalten Deiner Freundin sagen möchte, kannst Du es bei Dir verändern und Du wirst sehen: Entweder kommt Deine Freundin in Zukunft pünktlich oder Du legst eine göttliche Gelassenheit an den Tag und es regt Dich nicht mehr auf.

Es gibt noch einen anderen Aspekt zum Bereich „Ablehnung". Stell Dir vor, Du bist das Elternteil eines pubertierenden Teenies. Du bist sehr ordentlich, fast schon penibel. Bei Dir zuhause kann jederzeit Besuch vor der Tür stehen, die Wohnung sieht aus wie im Möbelkatalog. Dein halbstarkes Kind setzt allerdings gerade ganz andere Prioritäten und lebt die polare Variante (die Unordnung) voll aus. Ständig liegen irgendwo gebrauchte Socken, angebrochene Chipstüten, Blätter und Stifte und Müll herum. Du räumst eigentlich nur noch hinterher. Und mit jedem aufgehobenen Socken wächst Dein Unmut. Als Dein Kind aus der Schule kommt, hängt der Haussegen schief. Zwar schaut Dein Kind ein

wenig bedröppelt drein, doch Du weißt genau, in zwei Tagen ist alles bereits vergessen und Du wirst wieder Socken aufsammeln. Und das macht Dich jetzt schon wütend. Du lehnst Unordnung einfach ab.
Was spiegelt Dir Dein Kind nun?

(a) Vielleicht gibt es einen Bereich in Deinem Alltag, wo auch Du Unordnung lebst, aber einfach keine Ordnung schaffen kannst oder nicht hinschauen willst. Vielleicht im Inneren oder in Beziehungen. Du versuchst das mit Deiner Ordentlichkeit unbewusst auszugleichen und zu verdrängen.

(b) Vielleicht möchte Dir Dein Kind nur zeigen, dass es manchmal auch ganz schön sein kann, einfach hier und da etwas liegen zu lassen. Gönn Dir doch auch einmal ein bisschen Unordnung und schau wie es sich anfühlt.

(c) Oder es geht vielleicht nur darum, dass Du Frieden mit dieser Situation schließt und einfach annimmst, dass es so ist wie es ist.

Kleiner Tipp am Rande hierzu: Gerade aus eigener Erfahrung weiß ich, dass man den anderen viel besser dazu bekommt Ordnung zu halten, wenn man ihn dann lobt, wenn etwas richtig gut läuft. Je mehr Druck da ist und je mehr die Verfehlungen als Konflikt ausgetragen werden, desto weniger Veränderungspotenzial ist da. Wir alle sehnen uns doch viel mehr nach Lob und Anerkennung als nach Stress und Streit. Doch noch viel besser ist es natürlich, die eigene Entsprechung im Inneren aufzulösen (es besteht eine große Chance, dass Dein Teenie sich dann auch verändert – ohne dass Du noch etwas dazu beitragen musst).

Neid

Neid ist kein schöner Wesenszug und doch ist er menschlich. Neid bedeutet: Ein anderer Mensch hat etwas geschaffen oder sich geleistet, was wir uns selbst (und somit auch dem anderen) nicht gönnen. Man kann neidisch auf so vieles sein, nicht nur auf materielle Dinge. Das spielt jedoch für den Hintergrund des Neides keine Rolle. Wenn ich neidisch auf das neue Auto des Nachbarn bin, sollte ich mir bewusst machen, dass ich mir gerade kein neues Auto gönne (die finanziellen Aspekte spielen tatsächlich nur eine Nebenrolle – ich könnte ja auch denken: Wie schön, auf genau so ein Auto arbeite ich auch gerade hin). Wenn ich neidisch auf die harmonische Beziehung meiner Freunde bin, gönne ich mir nicht, ebenso viel in eine Beziehung zu investieren wie sie. Wenn ich neidisch auf das Talent einer Malerin bin, gönne ich mir die Entdeckung meiner Talente nicht (oder mir fehlt einfach noch der Mut dazu).

Neid ist etwas, das Freundschaften belasten und durchaus auch zerstören kann, das hässlich macht und vor allem tief blicken lässt. Mit Anfang zwanzig wusste ich das noch nicht. Ich hatte meine zweite Wohnung und mit viel Herzblut selbst an der Einrichtung und Gestaltung gearbeitet. Ganz bewusst hatte ich viele Dinge alleine gemacht, weil ich wissen wollte, wie weit ich komme. Und dann war es endlich so weit, meine Wohnung war fertig. Natürlich wollte ich meine Freude mit meiner damaligen Freundin teilen. Ich lud sie zum Kuchenessen ein und führte sie durch meine Wohnung. Ich hörte immer nur: „Hmhm! Aha! Naja! Und was ist da noch?“ Ich sah kein Lächeln auf ihrem Gesicht und das machte mich traurig. Ich hatte mir vorgestellt, dass sie sich für mich mitfreute, denn sie war schließlich meine Freundin. Fehlanzeige. Nachdem sie alles gesehen hatte, verabschiedete sie sich kurz angebunden und ging. Das machte mich damals traurig und ich konnte es nicht verstehen. Heute weiß ich, dass es nicht wirklich etwas mit mir zu tun hatte, sondern sie mit ihrem Neid konfrontiert wurde. Und ich weiß heute auch, dass meine Enttäuschung damals mit meiner Erwartung, dass sie sich für mich freut, zusammenhing. Ich hatte erwartet, dass ich Anerkennung bekomme. Aber so funktioniert das nicht.

Die Entwicklungsaufgabe beim Neid heißt: Gönnen können! (Es sich gönnen!)

Der hässliche Spiegel

Das, was ich im Spiegel entdecke, ist nicht immer schön, denn es handelt sich oftmals um meine Schatten, die Herausforderungen und den Widerstand. Ab und zu höre ich von Klienten: „Aber bitte verschon mich mit therapeutischen Sprüchen à la ‚Was geht denn bei dir in Resonanz?' - ‚Was hat das mit dir zu tun?' oder ‚Gib den Widerstand auf und schau, was dahinter steckt'. Ich bin zu lange im spirituellen Bereich unterwegs, als dass ich mich das alles nicht längst selber gefragt hätte."
Oh, ich mag meine Klienten sehr. Viele Menschen kennen sich mit dem Spiegeln und den Projektionen inzwischen sehr gut aus. Doch von außen bzw. in der Rolle des Therapeuten ist es immer leichter das Thema zu erkennen. Steckt man selbst darin, kann man sich noch so viele Fragen stellen und dennoch wird man den Wald vor lauter Bäumen nicht sehen.

Das Kamel sieht seinen eigenen Höcker nicht,
aber den seiner Brüder hat es immer vor Augen.
(Aus Arabien)

Es ist nicht immer leicht zu erkennen: 95 bis 99 Prozent dessen, was uns begegnet, hat nur mit uns zu tun. Denn leider wollen wir manchmal unsere Spiegelung nicht als das Eigene anerkennen, weil wir denken, das hätten wir schon bearbeitet oder wir fürchten, dass es zu wehtut hinzuschauen. Vielleicht schämen wir uns auch vor uns selbst, vor anderen oder vor dem eigenen inneren Richter/Kritiker, der bekanntlich am härtesten urteilt.

Denk bitte daran: Du bist ein Mensch mit Gefühlen, mit Wünschen, mit Fähigkeiten, Stärken und Schwächen. Du lernst! Jeden Tag ein bisschen mehr. Es ist völlig in Ordnung einmal eine Prüfung zu schwänzen und dann nachzuschreiben. Manchmal braucht es einfach ein wenig Zeit, um sich selbst auf die Schliche zu kommen. Und klappt es dann doch nicht so optimal, dann geh einmal zu einem Kamel und frag, was es bei Dir sieht.

Ein Loch soll gefüllt werden

Viele Beziehungen basieren darauf, dass wir bei dem anderen etwas suchen, über das wir selbst nicht verfügen oder das wir selbst noch nicht entwickelt haben. Diese Beziehungen sind oftmals schon von Beginn an zum Scheitern verurteilt, entwickeln sich durchaus unbefriedigend und haben viel mit Abhängigkeit zu tun.

Hier treffen zwei Menschen aufeinander, die in dem anderen etwas suchen, damit eine eigene Leere gefüllt wird. Das ist ungefähr so, als würden wir versuchen bei einem Puzzle ein fehlendes Teil durch das eines anderen Puzzles zu ersetzen. Wir wollen es dann in die Lücke zwängen, obwohl es überhaupt nicht passt. Natürlich wissen wir, dass ein Teil aus einem 100er-Puzzle nicht in die Lücke eines 50er-Puzzles passt. Doch auf energetische Ebene soll das funktionieren?

Und sollten wir doch jemanden finden, der unsere Lücke mehr schlecht als recht ausfüllen kann, begeben wir uns in eine Abhängigkeit. Wenn nämlich der Partner dieses Loch füllen kann, stehen wir ohne ihn wieder ganz am Anfang. Ein einfaches Beispiel, das sich auf alle Bereiche übertragen lässt (natürlich auch auf die Persönlichkeitsentwicklung): Stell Dir vor, Du bist gerade achtzehn Jahre alt geworden und bezüglich Behörden und Ämtern noch völlig unerfahren. Nun triffst Du Deinen dreiundzwanzigjährigen Partner, der vielleicht sogar bei einer Behörde arbeitet und Dir genau diese Entwicklungsstufe abnimmt. Du brauchst Dich also darum nicht zu kümmern. Ihr verbringt zwanzig Jahre miteinander und geht dann getrennte Wege. Jetzt ist das Loch wieder da. Das, was Du mit achtzehn schon hättest lernen sollen, wird Dir nun mit achtunddreißig wieder präsentiert. Dieses Beispiel ist nicht lebensfern. Das gibt es häufiger als man denkt - nicht nur bei älteren Ehepaaren.

Wenn Du also ein Loch verspürst, versuche nicht dieses über einen Partner zu stopfen, sondern fülle es mit Deiner Lebenserfahrung, mit Deinem Wachstum und mit Deinen Versuchen. Das einzige, was passieren kann, ist Wachstum - Dein persönliches Wachstum.

Das Ende der Spiegelei - der tote Winkel

Ist es Dir aufgefallen? Oben habe ich geschrieben: 95 bis 99 Prozent dessen, was mir begegnet, bin ich selbst. Du wirst Dich jetzt fragen: Und was ist mit den restlichen Prozentpunkten?

Vor einiger Zeit gab es eine Situation in meinem Leben, in der ich auf Menschen getroffen bin, die ich in dieser Art und Weise schon öfter in meinem Leben hatte. Das Thema, das diese Menschen mitbrachten, war anfangs entspannt. Über die Jahre hinweg wurden Beziehungen zu diesen Menschen jedoch schwieriger. Jedes Mal habe ich mir meinen Teil dazu angeschaut. Ich bin tief gegangen und habe nichts gescheut und nach meinem Gefühl alles gewandelt. Und dann trat eine Person in mein Leben, die all dem noch die Krone aufsetzte. Auch hier habe ich wieder hingeschaut und noch tiefer gearbeitet. Es war schmerzhaft und hat viel Kraft gekostet. Doch ich kam an den Punkt, an dem ich Frieden damit schließen konnte. Interessanterweise verschwand dieser Mensch dann nicht aus meinem Leben und es gab auch von der anderen Seite keinen Frieden, obwohl ich nun vollkommen gelassen bin. Also fragte ich meine Supervisorin, welchen Teil in mir ich noch zu lösen habe, dass dieser Mensch mich loslassen kann oder zum Frieden bereit ist?

Die Antwort, die ich bekam, hat mich sehr verblüfft: Irgendwann gibt es einen Punkt, an dem man tatsächlich alles für sich selbst aufgearbeitet hat, jedoch der andere immer noch reagiert. Das nennt man den toten Winkel. Stell Dir vor, Du sitzt in Deinem Auto und möchtest rückwärts aus einer Einfahrt herausfahren. Du schaust in den Rückspiegel, Du schaust in beide Seitenspiegel und Du schaust rechts und links über Deine Schulter. Alles ist frei, niemand ist da und Du trittst sanft aufs Gas. Keine zwei Meter und es kracht. Du hast doch tatsächlich jemanden angefahren, obwohl auch jetzt noch niemand zu sehen ist. Das ist der klassische tote Winkel beim Autofahren. Diesen toten Winkel gibt es auch beim Spiegeln.

Hier ist es nämlich so, dass Du trotz Achtsamkeit, trotz vollkommener Prüfung mit jemanden zusammengeraten bist, der zwar ein Thema mit Dir hat, Du aber nicht mit ihm. Du bist Projektionsfläche für diesen anderen, obwohl Du selbst keine Entsprechung mehr zu dem Thema hast. Der andere macht ein riesiges Spektakel und Du kannst es nicht nachvollziehen. Es berührt Dich aber auch nicht. Ein ganz einfaches Beispiel aus meiner Jugend: Schon immer habe ich ausgefallene Schuhe geliebt. Sie symbolisierten lange Zeit für mich Lebensfreude. Und doch gab es immer wieder Menschen, die sich heftig über meine Schuhe aufregten. Ich konnte das nicht verstehen. Bis vor einiger Zeit. Denn meine Schuhe waren das Symbol für Lebensfreude. Möglicherweise genau die Art von Lebensfreude, die die Leute, die sich über meine Schuhe aufregten, noch nicht entwickelt hatten. So haben die anderen etwas bei mir gesehen, das mit ihnen zu tun hatte. Ich war aus dem Spiel raus. Eine andere Möglichkeit wäre auch: Du lebst zum Beispiel Lebendigkeit. Und andere fühlen sich durch den Neid auf Dich oder durch einen Konflikt mit Dir lebendig.

Eine Bekannte formulierte es vor kurzem so: „Arschengel (die Wortkreation von Robert Betz) begegnen uns nicht nur, sondern wir können auch Arschengel für andere sein, ohne dass wir uns betroffen fühlen.“ Sie saß in einem Seminar und bemerkte plötzlich, wie eine andere Teilnehmerin heftig auf sie reagierte, ohne dass sie eine Entsprechung dazu hatte. Ihr Kopf fragte sich nur „Was hat sie denn?“, aber ihr Herz blieb offen.

Der wichtigste Aspekt beim toten Winkel ist wohl, dass das Drama des anderen mich nicht berührt. Ich bleibe gelassen und bei mir. Und es gibt noch einen Aspekt zum Ende der Spiegelei: Gerade bei Familienthemen muss das Spiegeln irgendwann ein Ende haben. Wenn es in der Familie in der Vergangenheit zu Konflikten gekommen und der eigene Anteil bearbeitet ist, die Spiegelung erkannt und aufgelöst wurde, ist es wichtig inneren Frieden zu machen. Für sich! Nicht unbedingt für den anderen. Bekanntlich können wir den anderen nicht ändern, sondern nur uns selbst. In der Regel ist es so, dass der andere dann auch die Möglichkeit hat, sich zu verändern. Doch diese Entscheidung liegt bei ihm selbst! Wenn der andere entscheidet, sich nicht zu verändern, können wir daran nichts rütteln. Es ist wichtig, dass wir auch das Gegenüber in die Eigenverantwortung entlassen bzw. ihn auch die Konsequenzen aus seiner Handlung heraus tragen lassen.

Manchmal möchte uns das Leben durch diese „tote-Winkel-Begegnungen" vielleicht auch nur zeigen, wie wir hätten werden können, wenn wir unsere Lernaufgaben verweigert hätten oder irgendwo stehen geblieben wären. Auch ein interessanter Blickwinkel, oder?

Wichtiger Hinweis zur Ergänzung: Nur Du selbst kannst Dich in Deinem Spiegel erkennen, auch wenn es anfangs sehr schwer ist. Zwar können Dir im Außen Menschen helfen den Schleier zu lüften, doch es zählt nur Dein eigenes, ehrliches Gefühl, damit Du Deinen Schatten oder auch Dein Licht erkennen und annehmen kannst.

Es gibt durchaus Menschen, die Dich unter dem Deckmantel der Spiegelung manipulieren wollen. Vielleicht hast Du so einen guten Bezug zu diesem Menschen, der Dir gerade etwas spiegelt, dass Du ihn darauf ansprichst. Und prompt hat er die Lösung für Dich: „Du machst genau dieses oder jenes..." Das muss nicht stimmen. Es kann sich auch nur um Abwehr, Manipulation oder unbewusste Rache des anderen handeln, denn natürlich ist es nicht schön für den Spiegel auf die Themen hingewiesen zu werden. Nur Deine eigene Erkenntnis, Dein eigenes inneres „JA, das ist es!" (auch manchmal unter Zähneknirschen), ist eine echte Erkenntnis, die Dir weiterhilft. Fühlt sich irgendwas nicht ganz stimmig oder rund an, solltest Du weitersuchen.

Spiegelgesetz-Regeln

Aldo Berti hat das, was bei der Spiegelung tatsächlich passiert, in seinen Spiegelgesetzen schön zusammengefasst:

1. Spiegelgesetz
   Alles, was mich am anderen stört, ärgert, aufregt oder in Wut geraten lässt und ich anders haben will, habe ich selbst in mir. Alles, was ich am anderen kritisiere oder sogar bekämpfe und verändern will - kritisiere, bekämpfe oder unterdrücke ich in Wahrheit in mir und hätte es gerne anders.

2. Spiegelgesetz
   Alles, was der andere an mir kritisiert, bekämpft und verändern will und ich mich deswegen verletzt fühle, so betrifft es mich - ist dies in mir noch nicht erlöst. Meine gegenwärtige Persönlichkeit fühlt sich beleidigt - der Egoismus ist noch stark.

3. Spiegelgesetz
   Alles, was der andere an mir kritisiert und mir vorwirft oder anders haben will und bekämpft und mich dieses nicht berührt, ist sein eigenes Bild, sein eigener Charakter, seine eigene Unzulänglichkeit, die er auf mich projiziert.

4. Spiegelgesetz
   Alles, was mir am anderen gefällt, was ich annehme, liebe, bin ich selbst, habe ich selbst in mir und liebe dies im anderen. Ich erkenne mich selbst im anderen - in diesen Angelegenheiten sind wir eins.

Vielen Dank an Aldo Berti. Besser hätte ich es nicht formulieren können.

Das Verhalten eines Menschen mir gegenüber
sagt immer etwas über ihn aus, nie über mich.
Und die Art, wie ich emotional darauf reagiere,
also das Gefühl, das dieses Verhalten in mir weckt,
hat immer etwas mit mir zu tun und nie mit ihm.
(Safi Nidiaye)

KAPITEL 3
Es wird unangenehm

Berührungspunkte werden zu Reibungsflächen
(unbekannt)

Kommen wir nun zu den Konflikten, Streitigkeiten, Vorwürfen und Missverständnissen, die es in allen Beziehungen geben kann. Egal, wie sympathisch wir jemanden finden, wie sehr wir jemanden lieb haben oder vielleicht sogar lieben, irgendwann tritt die Situation auf, dass es Unstimmigkeiten gibt, dass wir verstimmt sind oder dass wir uns ärgern. Jetzt kannst Du das in Dich hineinfressen und vor Dich hingrummeln oder Du konfrontierst den anderen mit Deinen Empfindungen und gehst das Risiko eines Streits ein. Du hast die Wahl.

Wusstest Du eigentlich schon, dass Dich nicht jeder lieb haben kann? Egal wie sehr Du Dich bemühst, irgendjemand findet Dich trotzdem total doof. Schließlich findest Du auch nicht alle Menschen immer super klasse. Das geht auch gar nicht. Wir wollen aneinander wachsen und dafür brauchen wir Konflikte, damit wir Stärken und Schwächen, Potenziale, Fähigkeiten und Liebe entdecken können.

Jeder Mensch wird irgendwann mit seinen ganz persönlichen Arschengeln konfrontiert. Sicher, im ersten Moment fühlt sich das sehr negativ an. Doch mit viel Abstand, wenn wir irgendwann zurückblicken, können wir erkennen, dass gerade diese Menschen den Diamanten in uns geschliffen haben. Jetzt wissen wir ganz genau, was wir wollen und was wir nicht wollen, wer wir sind und wer wir nicht sind, und dass der Konflikt, den wir damals mit dem Arschengel hatten, von außen betrachtet nur eine winzige Kleinigkeit war. Doch diese winzige Kleinheit musste (zumindest emotional) zu einer Katastrophe werden, damit wir uns selbst erkennen konnten.

Arschengel ist tatsächlich ein großartiges Wort. Bei der Vorbereitung dieses Buches habe ich mir einige Synonyme überlegt, doch keins passt so gut. Du kannst Arschengel natürlich auch anders bezeichnen wie zum Beispiel:

Konfrontationsmenschen
Bereinigungstypen
Aufdecker
Problemdetektive
Knopfdrücker
Kollegdrachen
Schwiegermonster
Da-krieg-ich-Blutdruck-Schätzchen

Doch jetzt mal im Ernst, wie schon im vorherigen Kapitel erläutert, begegnen diese Menschen nicht nur mir, sondern ich kann das auch für andere sein. Was sollte mir nun bewusst werden und was kann ich verändern, damit Beziehungen an Leichtigkeit gewinnen? Dafür schauen wir uns jetzt die unangenehmen Seiten an.

Das Beifahrer-Verhalten

Hast Du Dir schon einmal Gedanken darüber gemacht, was für eine Art von Beifahrer Du bist? Ja, ich meine den Beifahrer beim Autofahren. Wenn Du nicht am Steuer sitzt, sondern auf dem Beifahrersitz, wie verhältst Du Dich da? Kannst Du Dich entspannt zurücklehnen und voller Vertrauen vielleicht sogar die Augen schließen? Oder nörgelst Du am Fahrstil des Fahrers herum? Trittst Du immer mit auf die imaginäre Bremse und ziehst vielleicht auch hier und da angstvoll die Luft ein? Gehen wir einmal davon aus, dass Du noch keinen schwerwiegenden Autounfall hattest, auch keine Angst generell vor oder beim Autofahren besteht und dass Du das Auto als Fortbewegungsmittel durchaus schätzt.

„Pass auf, die Ampel ist rot! Hast du den Fahrradfahrer von rechts nicht gesehen? Bremsen! Grüner wird's nicht!" Das sind nur einige wenige Beispiele, was ein Beifahrer so von sich geben kann. Doch was vermittelt das dem Fahrer?

Jetzt gehen wir davon aus, dass der Fahrer auch noch Dein Partner ist. Bist Du sehr ängstlich, wenn er fährt, könnte es sein, dass Du generell ein Vertrauensproblem gegenüber Deinem Partner hast? Hast Du ständig etwas am Fahrstil zu meckern, dann frage Dich: Meckere ich wirklich über den Fahrstil oder in Wahrheit eher über unsere Beziehung? Ist es möglicherweise das einzige Ventil, durch das ich meinen Unmut kundtun kann? Oder geht es hier gerade um ein Machtspiel? Möchtest Du austesten, wie weit Du gehen kannst, bevor der andere ausrastet und Dich vielleicht am Straßenrand rausschmeißt? – Hat es alles schon gegeben.

Diese Metapher bedeutet natürlich nicht, dass es keine Konflikte mit seinem Herzblatt auszutragen gibt, selbst wenn Du in Ruhe die Augen schließen und ein Nickerchen machen kannst, während der Partner fährt. Es soll nur eine Anregung sein, Dich selbst als Beifahrer zu beobachten und zu schauen, ob das auch ein Spiegel für die Beziehung zu dem Partner sein könnte.

Männer und Frauen ticken verschieden

Ist Dir schon einmal aufgefallen, dass es gerade im Bereich der Kommunikation sehr deutliche Unterschiede zwischen Männern und Frauen gibt? (Natürlich bestätigen auch hier Ausnahmen die Regel.)

Frauen wollen Männer verändern! Männer wollen Frauen reparieren!

Folgende Situation: Nach einem ganz normalen Arbeitstag trifft das Paar abends aufeinander. Die Kommunikation beginnt - oder eben auch nicht. Frauen möchten direkt mit ihren Männern sprechen und sich emotional austauschen. Männer würden sich am liebsten erst einmal für ein Stündchen in ihre Höhle zurückziehen und nicht sprechen. Hier fängt das Dilemma an.

Aus Sicht der Frau:
„Schatz, wie war dein Tag?", fragt die Frau.
Zur Antwort kommt: „Wie immer."
Damit ist die Sache für den Mann erledigt.

Jetzt hat die Frau drei verschiedene Möglichkeiten:

a) Ist sie entspannt und kennt ihren Mann, lässt sie ihn in Frieden und wartet bis er von sich aus erzählt.

b) Sie kann anfangen zu bohren: „Gibt's denn was Neues? Wie war der Chef heute drauf? Was macht dein neues Projekt? Alles muss man dir aus der Nase ziehen!"

c) Sie kann ins Drama und in die Opferhaltung gehen: „Nie erzählst du etwas von deiner Arbeit und mich fragst du auch nicht, wie mein Tag war. Liebst du mich eigentlich noch?"

Frauen brauchen Kommunikation und emotionalen Austausch, um eine Bindung aufzubauen. Außerdem möchten Frauen, dass ihre Männer ihnen von ihren Problemen erzählen, damit beide gemeinsam viele verschiedene Lösungsmöglichkeiten suchen können.

Aus Sicht des Mannes:
„N'Abend. Bin wieder zuhause."
Er denkt: Endlich Ruhe zum Nachdenken.
Doch da hat er die Rechnung nicht mit seiner Frau gemacht (siehe oben).

Jetzt hat auch der Mann drei verschiedene Möglichkeiten:
a) Er antwortet einsilbig und bleibt innerlich völlig ruhig.
b) Er entzieht sich und verdrückt sich erst einmal seine Höhle.
c) Er gibt nach und erzählt seiner Frau von dem Problem, das sich mit dem Chef heute gezeigt hat.

Im Normalfall ist es so, dass ein Mann, wenn er vor einem Problem steht, sich zurückzieht in seine Höhle (das kann der Keller, der Hobbyraum oder das Klo sein) und für sich eine Lösung sucht. Er tüftelt an dem Problem herum, durchdenkt alles und dann hat er die Lösung. Jetzt kommt er aus seiner Höhle hervor und präsentiert das Problem direkt mit der Lösung zusammen. Da die Frau aber anders tickt, verwirft sie diese Lösung sofort, verwickelt ihren Mann in verschiedene Szenarien und versucht, ihn und seine Lösung zu verändern. Dabei braucht es das gar nicht. Der Mann hat für sich seine Lösung gefunden und möchte seine Frau an der Lösung teilhaben lassen. Er braucht keine Diskussion darüber. Jetzt kannst Du Dir vorstellen, wie sich das entwickeln kann.

Drehen wir die Angelegenheit einmal um. Die Frau kommt nach einem stressigen Tag nach Hause und hat ein Riesenproblem mit ihrer Kollegin. Kaum trifft sie auf ihren Mann überschüttet sie ihn mit ihren Emotionen,

Gedanken und verschiedenen Lösungsansätzen, die aber überhaupt nicht durchdacht sind. Ihr geht es darum, ihren Mann an ihren Emotionen teilhaben zu lassen. Er bräuchte dazu gar nicht viel zu sagen. Doch der lösungsorientierte Mann lässt seine Gehirnzellen rotieren und präsentiert ihr mit emotionsloser Gelassenheit sofort die Lösung für das Problem. Doch darum ging es ihr ja gar nicht.

Erkennst Du die Problematik? Und die Lösung ist ganz einfach. Frauen sollten die Problemlösungen der Männer einfach akzeptieren und anerkennen (vorausgesetzt sie sind gut – hey, das Buch schreibt eine Frau). Männer hingegen sollten den Frauen die Lösungsfindung gar nicht erst abnehmen wollen, sondern einfach da sein, wenn Frau ihr Herz ausschüttet.

Vor kurzem hörte ich ganz interessiert einem Vortrag eines Kollegen zu, der auch einen interessanten Ansatz hatte: Frauen verbinden sich in einer Beziehung durch emotionales Reden und Männer verbinden sich in einer Beziehung durch Handlung (danke, Oliver Bartl, für diese Perspektive).

Auch hierzu eine kleine Geschichte:

> *„Schatz, liebst du mich eigentlich noch?“, fragt die Ehefrau.*
> *„Sonst hätte ich dich wohl kaum vor 35 Jahren geheiratet“, antwortet der Ehemann.*
> *„Aber du sagst es mir ja nie“, klagt die Ehefrau.*
> *„Würde ich sonst jeden Abend wieder nach Hause kommen?“, entgegnete ihr Mann.*

Streit und die drei natürlichen Reaktionen

Streit, Auseinandersetzungen und Konflikte sind für eine Beziehung wichtig. Damit wir aneinander wachsen können, benötigen wir ein wenig Reibung. Einem Konflikt aus dem Weg zu gehen, mag vielleicht dem Harmoniesüchtigen schmecken, doch eine Lösung ist es nicht. Es gibt drei ganz natürliche Strategien bei Streit und Konflikten in Beziehungen:

1. Flucht
2. Angriff bzw. Gegenangriff
3. Resignation

Ein Streit baut sich auf und zwingt uns, uns mit der Situation auseinanderzusetzen. Nun kann man die Flucht ergreifen in der Hoffnung, dass das Streitpotenzial bis zur Rückkehr verflogen ist. Abhängig von der Persönlichkeit ist jedoch die am häufigsten genutzte Strategie der Angriff bzw. Gegenangriff. Wir gehen in die Verteidigung und holen zum Gegenschlag aus. Es ist einfacher, dem anderen Vorwürfe zu machen, wenn er gerade so richtig sauer auf uns ist, als die eigenen Anteile einzugestehen. Doch Angriff und Gegenangriff führen leider auch nicht zur Lösung und vor allem nicht zur Erkenntnis.

Haben wir einen dominanten Partner, gegen den wir uns nicht durchsetzen können, geben wir auf und lassen die Vorwürfe und den Streit über uns ergehen. Diese Wehrlosigkeit und das Hinnehmen können jedoch den dominanten Partner noch mehr reizen und Aggressionspotenzial kann eskalieren.

Willst du etwas verändern? Dann lebe es vor.
So nutzt du die kollektive Intelligenz der
Spiegelneuronen am besten.
(Veit Lindau)

Ich glaube, dass viele von uns verlernt haben, richtig zu streiten. Es ist völlig in Ordnung einmal die Wut abzulassen und richtig zu schimpfen - gegenseitig. Wichtig dabei ist, sich hinterher, wenn man sich ausgepowert hat, zusammenzusetzen und auf Augenhöhe die Angelegenheiten zu besprechen. Gerade für Kinder in Familien ist es wichtig zu sehen, dass die Eltern sich streiten und auch wieder vertragen. Davon geht die Welt nicht unter. Die Kinder sollten auch vom Lösungs- und Friedensprozess etwas mitbekommen. Sie sollten von den Eltern lernen, dass ein Streit nicht gleich eine Katastrophe bedeutet, dass man sich nicht klein machen und nicht aggressiv werden muss.

Manche Eltern glauben, dass die Kinder einen Streit nicht mitbekommen sollten und unterdrücken ihn, bis der Nachwuchs im Bett und eingeschlafen ist. Da unterschätzen sie aber die Kleinen ungemein. Kinder bekommen die feinen Stimmungsschwankungen und gerade die Anspannung kurz vor einem Streit sehr genau mit. Unterdrücken wir den Streit, wissen die Kinder nicht was los ist und das verunsichert sie. Auch wenn die Eltern meinen, dass die Kinder schlafen, sind die feinen Antennen unserer Kleinsten doch so ausgerichtet, Streit immer zu spüren.

Meine Mutter sagte immer: „Ein Gewitter reinigt die Luft." Das hat auch heute noch Bestand.

Und hier noch eine andere interessante Sichtweise zum Thema Streit:

*Einmal stellte ein Lehrer seinen Schülern die Frage: "Warum schreien die Menschen, wenn sie wütend sind?"
Die Schüler überlegten einen Moment.
"Weil wir die Geduld verlieren; daher schreien wir", sagte einer.
"Doch warum schreist du, wenn die Person vor dir ist? Ist es nicht möglich, gemach und ruhig zu sprechen?", fragte der Lehrer.
Die Schüler haben noch weitere Antworten gegeben, doch nicht eine von ihnen stellte den Lehrer zufrieden*

Schließlich erklärte er es: "Wenn zwei Personen sich streiten, wütend sind, entfernen sich ihre Herzen sehr stark voneinander. Daher müssen sie einander anschreien, damit ihr Schrei die Entfernung überbrücken kann und sie sich hören können. Umso wütender sie sind, desto lauter müssen sie schreien, denn die Entfernung zwischen ihnen wird immer größer."

*Dann fragte der Lehrer: „Was passiert, wenn sich zwei Personen verlieben? Sie schreien einander nicht an, sondern sie sprechen leise und sanft. Wieso? Ihre Herzen sind sehr nahe. Die Entfernung zwischen ihren Herzen ist sehr gering. Und was passiert, wenn sie noch verliebter sind? Sie sprechen nicht, sie flüstern nur noch und sie nähern sich noch mehr. Bald müssen sie nicht einmal mehr flüstern. Sie schauen sich nur noch an; das ist alles. Dies sind Personen, die sich lieben."
Dann sagte er: „Wenn ihr streitet, lasst es nicht zu, dass eure Herzen sich voneinander entfernen. Sprecht keine Worte aus, die euch noch weiter voneinander entfernen könnten. Denn es wird ein Tag kommen, wo die Entfernung voneinander so weit ist, dass es nie wieder den Weg zurück geben wird."
(Verfasser leider unbekannt)*

Vorwürfe - Die 80/20-Verteilung

Im Streit oder im Konflikt sind wir schnell bei der Abweisung der eigenen Anteile und suchen durchaus gern die Schuld beim anderen. Es ist immer leichter für das Ego, den anderen verantwortlich zu machen, als sich selbst ein Versäumnis oder einen Fehler einzugestehen. Also projizieren wir die Dinge auf das Gegenüber. Gerade wenn wir emotional verstrickt sind, denken wir nicht nach und schimpfen mit dem anderen, wobei wir vielleicht sogar eher mit uns selbst schimpfen müssten.

In einer Auseinandersetzung solltest Du zukünftig gut bei Vorwürfen zuhören. Wer spricht denn da gerade und macht Dir Vorwürfe? Ist das wirklich der Mensch, mit dem Du diesen Konflikt hast oder versetzt er sich selbst gerade in seiner Kindheit zurück, in eine frühere Beziehung oder in ein Trauma? Vielleicht ist der andere gerade so angekratzt und angetriggert durch Eure Auseinandersetzung, dass er die aktuelle Konfrontation nicht von der früheren trennen kann. Also hör gut zu, welche Worte und welche Sprache Dein Gegenüber benutzt. Wenn es für Dich möglich ist, beobachte Dich bitte auch selbst, wenn Du jemand anderem Vorwürfe machst. Hat der andere Deine Vorwürfe überhaupt verdient? Möchtest Du wirklich ihm die Vorwürfe machen oder gelten sie einer Person aus Deiner Vergangenheit? Oder machst Du Dir diese Vorwürfe sogar selbst bzw. bist Du selbst gemeint? Gerade in aktuellen Konflikten landen wir oft bei früheren Themen. Wenn wir uns später mit ein wenig Abstand bewusst machen, woher das in diesem Konflikt mitgeschwungene Gefühl kam, können wir es auflösen. Eine kleine Anregung bzw. Übung findest Du in Kapitel vier.

Jetzt stell Dir bitte einen kräftigen und emotionalen Streit mit Deinem Partner vor. Du schreist ihn an: „Du bist so faul und bewegst dich einfach nicht! Alles bleibt an mir hängen!" Er brüllt zurück: „Du weißt überhaupt nicht zu schätzen, was ich alles für dich tue! Nichts von dem, was ich mache, ist dir gut genug. Du willst gar nicht sehen, wie es mir geht!" Kein ungewöhnlicher Streit und normalerweise läuft er länger als diese paar Sätze. Und doch geben diese Sätze bereits sehr viel her.

Bei Vorwürfen gibt es eine 80/20-Verteilung. Diese Regel besagt: Derjenige, der den Vorwurf macht (ausspricht), spricht zu 80 Prozent von sich selbst. Lediglich 20 Prozent betreffen denjenigen, an den der Vorwurf gerichtet ist. Wichtig hierbei ist, dass die 80 Prozent, bei denen der Ankläger unbewusst über sich selbst spricht, nicht unbedingt auf das aktuelle Thema des Streits zu übertragen sind. Wenn ich also jemandem vorwerfe faul zu sein, bin ich in irgendeinem anderen Bereich auch faul (oder zumindest empfinde ich mich dort so). Kommen wir auf das obige Beispiel zurück: „Du bist so faul und bewegst dich einfach nicht!" In welchem Bereich des eigenen Lebens ist man selbst faul und bewegt sich nicht? Das muss nicht mit Arbeit zusammenhängen, das kann auch ein Entwicklungsschritt in der Persönlichkeit sein oder eine tief sitzende Überzeugung, von der man nicht loslassen möchte.

Der Gegenangriff kommt direkt: „Du weißt überhaupt nicht zu schätzen, was ich alles für dich tue! Nichts von dem was ich mache, ist dir gut genug. Du willst gar nicht sehen wie es mir geht!" Auch hier spricht der Mensch zu 80 Prozent wieder von sich selbst, nur wahrscheinlich auf einen anderen Bereich bezogen. Wo weiß er selbst nicht zu schätzen, was er tut? Wo ist ihm selbst bei dem, was er tut, etwas nicht gut genug? Wo will er selbst nicht sehen, dass es ihm nicht gut geht? Gerade bei sehr verletzenden Vorwürfen, die uns sehr anpiksen, ist es gut über diese 80/20-Verteilung Bescheid zu wissen. Je weniger wir uns angegriffen fühlen, desto besser können wir uns unseren eigenen 20 Prozent widmen, die gerade schmerzen. Da ich dem anderen etwas spiegele, ist an seinem Vorwurf auch immer etwas dran. Vielleicht tatsächlich in der Streitsituation, vielleicht aber auch in einem anderen Bereich. Wenn Dich Vorwürfe trotz des Wissens über die 80/20-Verteilung sehr verletzen und stark bewegen, könnte es sein, dass Dein Selbstwertgefühl nicht voll entwickelt ist, oder dass Du Dich mit der Abgrenzung von anderen schwertust.

Ich erinnere mich noch gut an eine sehr lange E-Mail, die ich einmal bekommen habe. Diese bestand bestimmt zu drei viertel nur aus Vorwürfen. Nach dem zweiten Absatz wurde es mir wirklich zu blöd und ich habe aufgehört zu lesen. Erst am nächsten Tag wurde ich neugierig und habe mit etwas Abstand den kompletten Bericht gelesen, natürlich mit der 80/20-Verteilung im Hinterkopf. Jetzt piksten mich nur noch wenige der Vorwürfe und auf diese habe ich genau geachtet, denn dort galt es für mich etwas zu erkennen. So habe ich als erstes diese Dinge für mich hinterfragt und wichtiges Entwicklungspotenzial aufgetan. Mein Ego brauchte sich nun nicht mehr aufzubauschen und sich über die restlichen 80 Prozent zu echauffieren. Es passierte etwas sehr Interessantes, denn ich erkannte auf einmal, dass der Verfasser sehr tief blicken ließ. Plötzlich konnte ich die wahren Beweggründe und auch die Schattenseiten des anderen erkennen. Nun war ich nicht mehr verärgert, sondern ich bekam Mitgefühl. Dieses Wissen behielt ich natürlich für mich, denn nur weil ich etwas erkannt habe, brauche ich mich weder über einen anderen zu stellen, noch ihn ungefragt auf seine Themen hinzuweisen. Manche Dinge darf man auch einfach stehen lassen.

Fassen wir also noch einmal zusammen: Wenn Du Deinem Partner vorwirfst, dass er sich nicht entscheiden kann, mag das augenscheinlich erst einmal stimmen. Und doch gibt es einen Bereich in Deinem Leben, in dem auch Du unentschlossen bist. Das kann jedoch an ganz anderer Stelle sein. Wenn Du diese Stelle findest, kannst Du Deine Unentschlossenheit bearbeiten und verändern. Und Du wirst sehen, dass es automatisch eine Wechselwirkung auf Deinen Partner haben wird. Dann wird er sich einige Zeit später auch entscheiden können. Gesetz der Resonanz!

Generalisierungen

Gerade bei einem offenen Streit werden gerne Wörter verwendet wie: immer, nie, ständig, unmöglich, niemals, noch nie, wieder und viele mehr. Oder auch Aussagen, die ungeprüft ausgesprochen werden: Du liebst mich nicht! Du nimmst mich nicht ernst! Du verstehst mich nicht! Du weißt nicht wie es mir geht! Diese Liste könnten wir unendlich weiterführen. Vor Generalisierungen sollten wir uns gerade in der Partnerschaft sehr hüten. Solche Verallgemeinerungen treiben uns nur auf die Palme und sind in 95 Prozent der Fälle überhaupt nicht wahr.

Beispiel - der Klassiker:
Nie denkst du daran, den Müll nach unten zu bringen.
Nie drehst du die Zahnpasta-Tube zu.
Nie kannst du dich entscheiden.

> Stimmt das wirklich? Nie? Ganz sicher? Bestimmt wird es einige Situationen geben, bei denen der andere den Müll herunterbringt, die Zahnpasta-Tube zudreht und sich entscheiden kann. Und genau daran erinnert er sich jetzt im Streit und hängt sich an dem Wörtchen „nie“ unglaublich auf. Das provoziert noch viel mehr Konfliktpotenzial, als überhaupt nötig ist.

Immer lässt du überall alles liegen.
Immer muss ich für dich aufräumen.
Immer nörgelst du an mir rum.

> Immer und alles? Wer ist hier Opfer und wer ist Täter? Gerade in Partnerschaften neigen wir dazu, uns als Opfer darzustellen und den anderen als Täter. Dabei ist die Opferposition durchaus kraft- und machtvoller, denn hier versuchen wir dem anderen ein schlechtes Gewissen einzureden und ihn klein zu machen, weil er vermeintlich etwas getan hat, was uns nicht gut getan hat.

Ständig muss ich dich an alles erinnern.
Ständig bin ich allein.
Ständig übersiehst du mich.

> Was kannst Du daran ändern, damit Du nicht ständig allein bist, nicht ständig erinnern musst und nicht ständig übersehen wirst? Schlüpfe aus der Opferrolle heraus, Du bist für Dich selbst verantwortlich. Nur Du kannst etwas verändern. Und wenn Du etwas veränderst, verändert sich der andere auch.

Du hörst mir nicht zu.
Du weißt nicht, wie es mir geht.
Du liebst mich nicht (mehr).

> Jedes „Du" in einem Vorwurf ist ein Angriff. Frauen unterstützen das gerne, indem sie noch mit dem Zeigefinger vor dem anderen herumfuchteln und Männer präsentieren bei diesem Vorwurf gerne ihre geschwellte Brust (achte einmal darauf beim nächsten Streit). Gerade bei dem Fingerzeig wird sehr deutlich: Ein Finger zeigt auf das Gegenüber und mindestens drei zeigen auf mich. Wenn der andere mir nicht zuhört, wann und wo höre ich nicht zu? Wenn der andere nicht weiß, wie's mir geht, wie kann ich ihm das mitteilen? Habe ich das überhaupt schon getan? Woher weiß ich, dass der andere mich nicht liebt?

Wie heißt doch eine alte Weisheit so schön: Mit Speck fängt man Mäuse!

Mal unabhängig von den eigenen Themen und der Bereitschaft erst bei sich zu schauen, um dort etwas zu ändern und auf die Resonanz des anderen zu warten, kannst Du bei Kleinigkeiten im Alltag oder Haushalt mit Lob und Anerkennung viel mehr bewirken, als mit Nörgelei und Kritik. Möchtest Du, dass der andere nach dem kreativen Kochen die

Küche wieder aufräumt und reinigt, dann lob ihn, wenn er es tut. Das merkt er sich, weil er logischerweise öfter einmal gelobt werden möchte - wie wir alle. Okay, beim ersten Mal sag es ihm und hilf ihm beim Aufräumen und Reinigen und Du wirst sehen, beim nächsten Mal klappt es schon viel besser. Das Lob sollte natürlich echt sein. Wenn Du Lob ironisch als Kritik verpackst, ist es kein echtes Lob und führt erneut zum Konflikt (es ist so toll, dass du vor Jahren mal den Rasen gemäht hast). Ich glaube, Du weißt, was ich meine.

Ein wunderbares YouTube-Filmchen von Loriot möchte ich Dir unter diesen Aspekten (Vorwürfe, Streit und Generalisierungen) ans Herz legen. Es heißt „Feierabend“ und findet sich unter folgendem Link: *https://www.youtube.com/watch?v=sJSLPv86QXo*

Ein kletternder Goldfisch

Du hast Dir Deine Freunde und Deinen Partner ausgesucht, weil sie genauso sind wie sie sind. Versuche nicht, sie zu verändern. In der Vergangenheit hast Du genau die Verrücktheit Deiner Freundin toll gefunden. Du hast das Außergewöhnliche an Deiner Beziehung geschätzt. Genau deshalb habt ihr zusammengefunden. Manche Menschen neigen dazu, den anderen nach den eigenen Vorstellungen und Erwartungen verändern zu wollen, sobald sich eine Beziehung gefestigt hat. Manche erziehen den Partner regelrecht, manche versuchen ihn zu verbiegen. Freunde untereinander versuchen manchmal einen Aspekt beim anderen zu korrigieren. Wenn die Freundin zum Beispiel sagt: „Meine Liebe, es wird mal Zeit, dass du deinen Kleiderschrank ausmistest ist und endlich mal zu einer Typ-Beratung gehst." Wenn die Frau zu ihrem Mann sagt: „Schatz, bei der Betriebsfeier heute reiß dich bitte zusammen und erzähl nicht so viele Witze! Das kannst du im Büro machen."

Wenn Du Dir als gegenüber einen Goldfisch ausgesucht hast, wirst Du ihn nicht dazu bringen, auf einen Baum zu klettern. Wenn Du Dir einen Pinguin ausgesucht hast, bringst Du ihm nicht das Fliegen bei. Und wenn Du Dir ein Kamel ausgesucht hast, wird es wohl nicht durch ein Nadelöhr passen. Was ich damit sagen will: Mach Dir bewusst, was die Qualitäten des Gegenübers sind und warum Du genau mit diesem Menschen eine Beziehung eingegangen bist. Denn diese Beziehung ist wertvoll und hilft Dir dabei, das Beste aus Dir selbst herauszukitzeln.

Vielleicht hast Du Dir einen Goldfisch ausgesucht um sicherzugehen, dass er gemütlich zuhause bleibt, während Du nach draußen gehen und Deine Lebensbühne finden kannst. Vielleicht hast Du Dir als Freundin ein Rennpferd ausgesucht, damit Du immer auf Trab bleibst und Deine Grenzen kennenlernst. Vielleicht hast Du Dir ein Äffchen ausgesucht, damit Du Freude in Deinem Leben genießen kannst, also freu Dich.

Die vier Untergangsphasen einer Beziehung

In einem Vortrag, den ich vor Jahren hörte, nannte die Trainerin Ulrike Scharner die vier Untergangsphasen „die vier apokalyptischen Reiter einer Beziehung“. Ein sehr treffendes Bild. Die vier apokalyptischen Reiter gehen auf die Bibel zurück. Sie erscheinen nach und nach und wenn der letzte Reiter sich zeigt, soll die Welt untergehen.

Diese vier Phasen gibt es auch in Partnerschaften. Sind wir uns dessen bewusst, können wir bei jeder Stufe noch etwas verändern.

Gehst Du eine Beziehung ein,
achte darauf, dass sie nicht eingeht.
(Unbekannt)

Erste Phase – Stress

Die Verliebtheit ist vollkommen futsch. Der Alltag hat uns eingeholt und wir schaffen es kaum noch, gemeinsame Zeit zu organisieren. Termine werden auf einmal wieder wichtiger als ein gemütlicher Abend zu zweit oder ein Spaziergang in der Mittagspause. Gleichwohl man zusammenlebt, trifft man sich abends vielleicht nur kurz in der Küche, tauscht die wichtigsten Dinge des Tages aus und fällt dann erschöpft ins Bett. Und ewig grüßt das Murmeltier. Noch merken wir nicht, dass wir anfangen die Beziehung zu vergessen.

Zweite Phase – Gewohnheit

Inzwischen läuft die Beziehung vielleicht schon einige Jahre und eine Beziehungsroutine hat sich entwickelt. Die Woche läuft immer gleich ab. Montags geht sie mit ihren Freundinnen zum Sport, dienstags hat er seinen Skatsabend, mittwochs der gemeinsame Besuch in der Sauna, donnerstags das gemeinsame Treffen mit den Freunden, freitags macht jeder mit den eigenen engen Freunden etwas, samstags ist der gemeinsame Tag auf dem Sofa und sonntags das Essen bei den Eltern / Schwiegereltern.

Es wird eintönig und unspektakulär. Der Reiz der Beziehung schwindet, weil alles absehbar und durchgeplant ist. Keine spontanen Aktionen mehr, wie im Sommer spät abends nackt schwimmen zu gehen, spontan am Wochenende frühmorgens zum Hamburger Fischmarkt zu fahren oder vielleicht einmal einen neuen Tanzkurs zu belegen. Alles richtet sich nach der Routine. Es wird langweilig und vielleicht kommt hier oder da schon Unzufriedenheit hoch.

Dritte Phase – Respektlosigkeit

Stress und Alltag haben offenkundig zu Unzufriedenheit und Unglücklichsein geführt, aber es besteht immer noch die Chance, endlich echte Beziehungsarbeit zu leisten. Andernfalls beginnt nun die Phase der Respektlosigkeit. Immer öfter kommt es vor, dass sich Ironie in den Aussagen der Partner findet. Wir nehmen den anderen und seine Aussagen nicht mehr ernst und denken vielleicht: „Pfff, was der schon wieder hat?“ - „Typisch, Egon.“ – „Die Hilde kriegt sich schon wieder ein.“ Wir stellen uns selbst über den anderen. Oder hatten wir den anderen vielleicht auf ein Podest gestellt und schütteln ihn nun wieder herunter? Immer mehr überhebliche Aussagen werden getätigt, der andere wird klein gemacht. Oft geschieht das anfangs „durch die Blume“, ironisch oder sarkastisch.

In dieser Phase gibt es Steigerungspotenzial. Die Respektlosigkeit wird anfangs vielleicht nur zuhause ausgetragen, aber wenn wir es nicht schaffen etwas zu verändern, dann wird die Respektlosigkeit durchaus auch in die Öffentlichkeit getragen. Wir reden mit Freundinnen und Bekannten abfällig und respektlos über den eigenen Partner. Im schlimmsten Fall werden diese respektlosen Aussagen sogar in Anwesenheit des Partners getätigt, der sich dann kaum wehren kann. Das ist nicht nur für den Partner peinlich, sondern auch für Bekannte und Freunde, die unfreiwillig zu Zeugen der Situation werden. Außerdem fällt es ja durchaus auch immer auf denjenigen zurück, der respektlos ist.

Vierte Phase – Gleichgültigkeit

Gleichgültigkeit kann, vorausgesetzt beide Seiten spielen mit, durchaus lange ausgehalten werden und doch läutet sie das Ende der Beziehung ein. Es ist egal, was der andere tut und wie es ihm geht. Die vierte Phase lässt sich manchmal daran erkennen, dass die Freundin auf die Frage, wie es ihrem Mann geht, zur Antwort gibt: „Ich glaube, ganz gut." Das Interesse an den Aktivitäten des anderen, was am Tag während der Arbeit passiert ist, was der andere denkt, ist verloren. Es besteht auch kein echtes Interesse mehr, noch in die Beziehung zu investieren und an ihr zu arbeiten. Im schlimmsten Fall bleibt man nur noch „wegen der Kinder" zusammen.

Wegen der Kinder zusammenzubleiben ist keine Lösung. Sie spüren, wenn die Eltern unglücklich sind, sich nichts mehr zu sagen haben oder nur noch streiten. Sollen die Kinder etwa lernen, dass man so lange zusammen bleibt, bis sie aus dem Haus sind, auch wenn man sich nicht mehr liebt und sich nichts mehr zu sagen hat? Sollen die Kinder das von uns lernen? Oder wollen wir ihnen beibringen, wie Beziehungsarbeit geht, wie eine glückliche Beziehung funktioniert und in welchen Fällen dann doch eine Trennung nötig ist?

Falls Du in dieser Situation stecken solltest, überleg Dir, was Deine Kinder von Dir lernen sollen. Dann weißt Du, was für Dich dran ist. Heute gibt es wunderbare Möglichkeiten sich als Paar coachen zu lassen, neue Blickwinkel zu bekommen und sich inspirieren zu lassen. Und heute sind Trennungen auch nicht mehr so eine Katastrophe wie noch vor dreißig oder vierzig Jahren. Am allerwichtigsten sollte doch sein, dass Eure Kinder glückliche Eltern haben, um lernen zu können, selbst glücklich zu werden.

Eifersucht und Ängste

Eifersucht ist eine Leidenschaft,
die mit Eifer sucht, was Leiden schafft.
(Franz Grillparzer)

Eines der größten Probleme in Partnerschaften ist wohl die Eifersucht. Eifersucht kann eine Beziehung zerstören und tief verletzen. Doch was ist der Grund für Eifersucht? Versetzen wir uns in den Eifersüchtigen hinein, dann werden wir eine Vielzahl an Ursachen finden können, die zu Eifersucht führen.

a) **Verlustangst**
Vielleicht hat der eifersüchtige Mensch in seiner Vergangenheit viele Trennungen und Verluste hinnehmen müssen. So ist natürlich jeder Nebenbuhler eine potenzielle Gefahr für einen weiteren schmerzhaften Verlust. Hier fehlt das Vertrauen in den Partner und das Vertrauen ins Leben. Irrsinnigerweise führt dann gerade die Eifersucht zur Trennung, ohne dass es einen anderen Menschen dafür braucht. So wird das eigene Verlustthema so lange bedient, bis wir uns dessen bewusst werden und es bearbeiten können.

b) **Erwartung von Konsequenzen früherer Beziehungen**
Eifersucht kann auch dadurch entstehen, dass der Betroffene vielleicht in einer früheren Beziehung selbst fremdgegangen ist, was dann zur Trennung führte (egal, ob der Betrug herausgekommen ist oder nicht). Nun, da wir ja wissen wie es geht, besteht die Befürchtung, dass das Leben uns die andere Seite zeigen wird. So schließen wir von uns auf andere und unterstellen, dass er oder sie genauso ist wie wir selbst. Auch hier fehlt wieder das Vertrauen, das in früheren Beziehungen selbst missbraucht wurde.

c) **Selbstwertthema**

Der Partner schaut einer anderen Frau hinterher. Was hat sie, was ich nicht habe? Bin ich nicht mehr attraktiv genug? Eifersucht kann tatsächlich auch durch den eigenen Minderwert verursacht werden. Ist mir nicht mehr bewusst, dass mein Partner mich ausgewählt hat, weil ich etwas Besonderes habe, vergleiche ich mich immer wieder mit anderen potenziellen Partnerinnen für ihn. Dabei ist es den Männern meist eher gar nicht bewusst, wenn sie einer anderen Frau mit ihren Blicken folgen. Frauen hingegen schauen bewusst einem anderen Mann hinterher, auch wenn sie in einer glücklichen Beziehung sind. Frei nach dem Motto: ansehen erlaubt, gegessen wird zuhause. Wer also ein Selbstwertthema hat und eifersüchtig ist, sollte bei sich selbst schauen und nicht den anderen mit seiner Eifersucht quälen.

Noch etwas Wichtiges: Wenn Dein Partner Dir sagt, dass er Dich attraktiv, sexy und begehrenswert findet, freu Dich darüber! In mehr als 95 Prozent der Fälle ist das ehrlich gemeint, Du brauchst keine Berechnung hinter dem Kompliment zu suchen.

d) **Versäumnisse in der Partnerschaft**

Eifersucht kann zu jeder Zeit ein Thema werden. Manchmal taucht diese Angst plötzlich nach einigen Jahren in der Partnerschaft auf. Gerade dann würde man Eifersucht gar nicht mehr vermuten. Wird der Partner nach einigen Jahren mehr oder weniger plötzlich eifersüchtig, kann es daran liegen, dass ihm bewusst geworden ist, die Beziehung im Lauf der Jahre vernachlässigt zu haben. Natürlich ist jedem bewusst, dass Versäumnisse Konsequenzen nach sich ziehen. Wenn zum Beispiel eine Person in der Partnerschaft mit dem Büro mehr verheiratet war als mit dem Partner, kann ihm das bewusst werden, wenn sich die berufliche Situation entspannt. Plötzlich entdecken wir, dass wir gar nicht mehr so genau wissen, was der Partner sich gerade wünscht, was den Partner bewegt oder was in seinem Kopf herumgeht. Misstrauisch beäugen wir dann jeden potenziellen Konkurrenten, der vielleicht mehr über den eigenen Partner wissen könnte als wir selbst. Anstatt eifersüchtig zu reagieren, sollten wir unseren Partner wieder neu umwerben, neu kennenlernen und uns neu verlieben.

Kopfkino - Nimm's nicht persönlich

Mit Kopfkino meine ich Vorstellungen zu oder über einen anderen Menschen, die selten der Realität entsprechen und nur verrückt machen. Zu fast jeder Situation in unserem Leben sucht unser Verstand eine Erklärung, die meist mit uns persönlich zu tun hat. Unser Ego bezieht eine Situation entweder auf uns selbst (diese Welt ist sehr eng gesteckt) oder wertet die Situation und packt sie in eine Schublade. Hier ein paar verschiedene Situationen:

1. Ich bin mit einer Freundin verabredet und warte nun schon seit fünfzehn Minuten. Warum kommt sie nicht? Hat sie mich vergessen? Bin ich ihr nicht wichtig genug? Und dann kippen meine Überlegungen: Eine Unverschämtheit, dass sie mich warten lässt! Je mehr Zeit vergeht, desto mehr kreisen die Gedanken.

2. Ich habe jemandem eine E-Mail geschrieben mit einer Frage oder einer Bitte. Für mich ist es sehr wichtig und ich warte auf Antwort. Doch seit einer Woche kommt einfach keine Rückmeldung. Hat der andere kein Interesse? Sieht der andere meine Not nicht und lässt mich zappeln? War meine Bitte überzogen? Hält der andere sich für etwas Besseres? Habe ich etwas Falsches geschrieben und den anderen vor den Kopf gestoßen? Die Überlegungen werden immer wilder.

3. Im Zug neben mir sitzt ein Mann, der leise und unverständlich vor sich hin brabbelt und ein Stofftier auf dem Schoß hält. Ist der verrückt? Irgendwie unheimlich. Ich setze mich lieber woanders hin.

4. Mein Mann ist immer gegen 18.30 Uhr zuhause. Heute habe ich schön gekocht und möchte ihn überraschen. Nun ist es schon

19.00 Uhr, das Essen ist kalt und er ist immer noch nicht da. Er hat auch nicht angerufen. Wo treibt er sich rum? Ich werde langsam sauer. Jetzt habe ich mir solche Mühe gegeben und wo ist dieser Schuft? Flirtet vielleicht mit einer Kollegin im Büro während ich am Herd stehe?

Das alles sind Alltagssituationen, die Du vielleicht kennst. Unser Ego/Verstand fängt sofort an, sich eine Geschichte zu basteln, obwohl wir nicht alle Fakten kennen. Diese Geschichte geht zu unseren Ungunsten aus und läuft auf einen Konflikt hinaus. Ich rege mich auf, obwohl das nicht nötig wäre. Ich ziehe mich selbst runter und bin sauer. Doch: Hat die Situation wirklich mit mir zu tun? Bewerte ich sie richtig? Stimmen meine Überlegungen überhaupt?

Zu 1. Meine Freundin hatte unseren Verabredungsort falsch verstanden und wartete vor meiner Haustür auf mich und nicht im Café. Als sie nach fünfzehn Minuten anrief und fragte, wo ich denn bliebe, mussten wir lachen. Kopfkino auf beiden Seiten.

Zu 2. Der E-Mail-Empfänger war zehn Tage krank und hatte weder E-Mails noch Telefon beantwortet. Nicht nur mein Schreiben blieb unbeantwortet. Es hatte überhaupt nichts mit mir persönlich zu tun.

Zu 3. Mein Zugnachbar telefonierte über ein Headset. Das konnte ich jedoch nicht sehen, weil es auf der mir abgewandten Seite in seinem Ohr steckte. Er telefonierte mit seiner Tochter, der er den Teddy versprochen hatte, der auf seinem Schoß lag.

Zu 4. Mein Mann wusste nicht, dass ich ihn überraschen wollte. So war er noch schnell zur Werkstatt gefahren, um eine Fehlermeldung am Fahrzeug kontrollieren zu lassen, da ich den Wagen am nächsten Morgen für eine längere Fahrt brauchte.

Jeder kennt verschiedene Situationen dieser Art. Versuchen wir doch einfach einmal abzuwarten, uns nichts vorzustellen, gelassen zu bleiben und zu schauen, was passiert. Nicht alles hat direkt mit uns zu tun. Geben wir dem anderen die Chance, dass sich die Situation aufklärt.

Zu nah dran

Du kannst Deinen Partner nicht therapieren! Du bist einfach zu nah dran, und so kann Dein Partner Deine Erkenntnisse nicht (oder nur selten) annehmen.

Vor einigen Jahren fragte mich eine Klientin, die sich gerade in einen sehr spirituellen Menschen verliebt hatte: „Kann dieser Mann mein Partner und mein spiritueller Lehrer sein?“ Leider hat ihr meine Antwort nicht gefallen, da ich erwiderte: „Vermutlich nicht. Gerade am Anfang einer Beziehung, nach der rosaroten Brille, haut uns das Leben unsere Themen um die Ohren und das machen wir natürlich am Partner fest. Es gehört schon viel Selbsterkenntnis und persönliches Wachstum dazu, von dem Partner Weisheiten annehmen zu können. Denn gerade wenn jemand in seiner persönlichen Verstrickung sitzt, ist es wenig hilfreich, wenn der Partner anfängt zu philosophieren.“

Wenn der Partner, eine gute Freundin, die Mutter, die Tochter, der Vater, der Sohn - eben Menschen, die Dir nahe sind - Dir einen guten Rat geben oder eine Erkenntnis mitteilen, geht es oft zum einen Ohr rein und zum anderen wieder raus. Schnell werten wir es ab und nehmen es nicht so wichtig oder gar den anderen nicht für voll. Und dann passiert das Paradoxe: Eine fremde Person oder jemand, der uns nicht gut kennt, sagt plötzlich genau das Gleiche und auf einmal ist es DIE Erkenntnis schlechthin. JETZT hören wir es und können es sogar annehmen. Wenn wir dann unserer nahen Person von dieser bahnbrechenden Erkenntnis des Fremden erzählen, rollt diese natürlich nur mit den Augen und sagt: „Das Gleiche habe ich dir doch schon vor ein paar Tagen gesagt!“ Doch woran liegt es, dass der Rat oder die Erkenntnis von einer fremden Person besser bei uns ankommt?

Menschen, die uns nahe stehen, sind tatsächlich zu nah dran. Wenn sie etwas sagen, ist das fast so, als würde eine innere Stimme mit uns sprechen. Sie kennen uns gut und gerade deshalb misstrauen wir ihnen. Könnte es ein Spiegel dafür sein, wie viel Wert wir unserer inneren Stimme und den Aussagen unserer Lieben beimessen? Aus dieser Perspektive kann es fast erschreckend sein. Ein Fremder, der uns nicht kennt, hat mehr Einfluss auf unsere Wahrnehmung und Erkenntnisbereitschaft? Frei nach dem Motto: Wenn ein Fremder mir das sagt, muss es stimmen? Hör doch zukünftig einmal ganz bewusst zu, wenn eine nahestehende Person Dir einen Rat gibt und hör genau HIN. Sie kennen uns. Ja. Und das kann manchmal auch richtig gut sein. Unterstelle ihnen nicht, dass sie Dir Böses wollen.

Ein weiterer Aspekt des „Zu-nah-dran-seins" ist das Thema Klammern. Aus einer Verlustangst heraus fangen manche Menschen in einer Partnerschaft an zu klammern. Plötzlich gibt es nur noch ein WIR statt ein Du und Ich. Alles muss auf einmal gemeinsam gemacht werden. Der Klammerer hat Angst, die Kontrolle zu verlieren, verlassen zu werden oder glaubt an sonstige Horrorszenarien. Klammern hat selten zum Erfolg geführt. Meist wird der andere dadurch vertrieben. Die Freiheit wird eingeschränkt, der andere fühlt sich kontrolliert und spürt das Misstrauen des Klammerers. Oft stellt sich der Klammerer dazu noch als Opfer hin, das auf den Partner angewiesen ist. Hier wird eine Abhängigkeit suggeriert und als Druckmittel eingesetzt. Das kann keine Basis für eine gesunde Beziehung sein. Dazu fällt mir ein wunderbares Bild ein, das ich einmal von einer Kollegin hörte:

> *Stell dir zwei Bäume vor, die ein Paar sein möchten. Sie rücken ganz nah zusammen, fast Stamm an Stamm. Der Preis dafür ist, dass sie beinahe die Hälfte ihres Laubwerkes verlieren und ein Teil der Wurzeln absterben muss, weil sie sich gegenseitig den Entfaltungsfreiraum nehmen. Vielleicht wachsen sie irgendwann zu einem gemeinsamen Stamm zusammen, doch so sind sie nicht mehr individuell.*

Lassen sich die zwei Bäume jedoch ihren Freiraum, behalten Abstand zueinander, dann können sich beide frei entfalten, kräftige Wurzeln entwickeln und die Äste in alle Richtungen ausstrecken. So haben sie sich viel mehr zu geben, sind zusammen und haben dennoch die Option auf Wachstum.

Beziehungsarbeit und ihre Phasen

So wie es die vier beschriebenen Untergangsphasen einer Beziehung gibt, gibt es auch verschiedene Phasen der Beziehungsarbeit. Auch auf die Gefahr hin einen Teil zu wiederholen, möchte ich auf diese fünf Phasen kurz eingehen:

Erste Phase - Die rosarote Brille

Die Verliebtheitsphase ist individuell verschieden und dauert ca. sechs Monate. In dieser Phase schlägt das Herz Purzelbäume, die Schmetterlinge wirbeln im Bauch herum und die Wolke sieben ist kaum hoch genug. Unser Partner erscheint uns fast perfekt und vollkommen, blind vor Liebe. Doch gerade diese Phase ist sehr entscheidend für die spätere Bindung und die Stabilität der Beziehung.

Zweite Phase - Die Brille wird klar

Das Herz beruhigt sich, die Schmetterlinge landen und wir sehen plötzlich Eigenschaften an unserem Herzblatt, die wir bisher noch nicht wahrgenommen hatten. Nun nehmen wir unseren Partner genauer unter die Lupe und was wir dort sehen, gefällt nicht immer. Wir erkennen Unterschiede, sehen das Verbindende, aber auch das Trennende. Wir fangen an, den Partner zu kritisieren. Ab jetzt ist Beziehungsarbeit angesagt. Vielleicht glauben wir, die Liebe sei verflogen, weil die Schmetterlinge verschwunden sind. Doch das ist ein Irrtum. Wir müssen uns eingestehen, dass auch wir nicht frei von Ecken und Kanten sind. Nun lernen wir Kompromisse zu machen, uns aufeinander einzuschwingen, uns selbst zu lieben und dem Partner zu vertrauen.

Dritte Phase – Widerstände

Noch wird es nicht leichter. Die Widerstände werden größer. Wir verstricken uns immer wieder in Macht-, Revier- und Konkurrenzkämpfe. Keiner will klein beigeben und man redet sich die Köpfe heiß. Spätestens jetzt wird ernsthaft über Trennung nachgedacht. Mehr denn je ist es nun wichtig, gemeinsam auf Augenhöhe zu bleiben, bewusst miteinander umzugehen und der Liebe eine Chance zu geben. Das Geschenk am Ende dieser Phase ist, dass wir den Partner und uns selbst, wie der andere bzw. wir selbst sind akzeptieren können. Nun kennen wir alle Stärken und Schwächen, stehen mehr oder weniger nackt vor dem anderen und müssen feststellen: ihm geht es genauso. Das schafft eine gute Basis.

Vierte Phase - Wer sind Ich, Du und Wir?

Jetzt fängt die echte Persönlichkeitsentwicklung auf beiden Seiten an. Inzwischen vertrauen wir dem Partner und wissen wie er tickt. In dieser Phase geht es darum, dass aus der Beziehung keine WIR-Beziehung wird, sondern die richtige Balance zwischen Freiheit und Bindung, Zusammensein und eigene Wege zu gehen, dem Ich und Du zu finden. Jetzt sind wir bereit, neue Wege gemeinsam mit dem Partner zu gehen und trotzdem kann jeder für sich Neues zu entdecken, ohne quälende Verlustangst oder Eifersucht zu spüren. Jeder ist eigenständig und doch verbunden. Nun fangen wir an, auch den Partner in seiner eigenen Persönlichkeitsentwicklung zu unterstützen.

Fünfte Phase – Angekommen

Inzwischen liegen mindestens fünf bis acht Jahre Beziehung und Beziehungsarbeit hinter dem Paar (wenn nicht sogar mehr). Jetzt ist Genuss angesagt und wir dürfen ernten, was wir gesät und so lange beackert haben. Nach all den Berg- und Talfahrten, den Herausforderungen in der Beziehung, brauchen wir uns nun nicht mehr hinter Fassaden zu verstecken. Wir kennen den Partner und er kennt uns. Verständnis und Akzeptanz sind der Lohn für die Mühen, das schweißt zusammen. Langsam fühlen wir uns beim Partner angekommen und zuhause. Das Paar hat sich definiert, kennt alle Möglichkeiten und kann nun gemeinsam neue Ziele stecken und spirituell wachsen.

KAPITEL 4
Raus aus dem Schlamassel
Übungen und Tipps

Die ehrliche halbe Stunde

In vielen Paarbeziehungen wird über den Alltag verlernt, miteinander zu sprechen. Das gleiche gilt auch für Familienmitglieder und Freunde. Vieles läuft im Alltag nach „Schema F“ ab und die tiefen Gespräche, die in der Vergangenheit geführt wurden, ebben immer mehr ab. Weißt Du, wie es Deinem Partner (wirklich) geht? Weißt Du, was Dein Bruder/Deine Schwester von Dir denkt? Weißt Du, was Deine Kinder wirklich beschäftigt? Oftmals schlucken wir eine Verstimmung kurzerhand hinunter, weil es gerade nicht so wichtig und keinen Streit wert ist. Trotzdem ist die Verstimmung vorhanden. Manchmal denken wir: Oh, das war jetzt richtig klasse von meinem Partner, darüber freue ich mich. Doch wir vergessen, es ihm zu sagen. Lob und Anerkennung wird seltener ausgesprochen als Kritik. Und Kritik wird oftmals nicht konstruktiv weitergegeben.

Wir müssen also lernen, in Beziehungen neu zu kommunizieren (offen, ehrlich, emotional und bewusst). Eine gute Methode für den Anfang, die ich meinen Klienten gerne vorschlage, ist die „ehrliche halbe Stunde“. Bei dieser Übung geht es darum, dass jeder eine bestimmte Redezeit bekommt, während der er nicht unterbrochen wird. In dieser Redezeit darf gesagt werden, wie es einem selbst geht, was man sich von dem anderen wünscht, welche Kritikpunkte es gibt und was man an dem anderen gut findet. Wichtig ist, dass das Gegenüber nur zuhört (wirklich zuhört). Er darf den Redner nicht unterbrechen, er darf sich nicht verteidigen, er darf nicht gegenargumentieren. Hier geht es nur darum, dem anderen mitzuteilen, was uns beschäftigt und wo wir stehen. Wenn dann noch einige Tipps und Hinweise dazukommen, wie an der Beziehung gearbeitet werden kann (also was man sich wünscht), umso besser.

Beide Partner bereiten sich auf ihre Redezeit vor. Das heißt: Wenn einer beginnt, soll der Zweite nicht auf das eingehen, was der Erste gesagt hat. Es geht nicht darum, den anderen anzugreifen oder klein zu machen, sondern der Fokus liegt auf der Beziehungsarbeit. Kein Satz beginnt mit „Du hast...“ – „Du bist...“ – Jedes „Du“ ist wie eine Pfeilspitze, wie ein Angriff auf den anderen. Es geht darum, dass wir davon sprechen, wie es uns selbst in dieser Beziehung geht. „Ich fühle mich..., wenn du das machst...“ - Dieser Satz ist erlaubt, damit der Partner erkennt, was seine Handlungen und Aussagen emotional bei dem anderen auslösen. (Achtung: Bitte nicht den anderen in die Schuld drücken!)

Grundsätzlich möchte doch jeder, dass es dem eigenen Partner gut geht und dass die Beziehung glücklich ist. Somit sollte jedem Partner daran gelegen sein zu erfahren, wie es der besseren Hälfte geht. Wenn Du eine „ehrliche halbe Stunde“ mit Deinem Partner (oder jemand anderem) machen möchtest, dann stelle dem anderen zu Anfang das Prinzip vor. Anschließend solltet Ihr Euch auf einen Termin für diese halbe Stunde einigen. Vielleicht ein Zeitpunkt in zwei bis drei Wochen, damit jeder die Chance hat darüber nachzudenken, was er denn überhaupt sagen möchte. Mach Dir und Deinem Partner bewusst, dass es nicht nur um Kritik geht, sondern eben auch um Lob und Anerkennung. Im Alltag setzen wir viele Dinge als selbstverständlich voraus, die unser Partner leistet. Ein wenig Lob und Anerkennung tut da wirklich gut. Vielleicht gibt es eine Situation, an die Du Dich in jüngster Vergangenheit erinnern kannst, in der Du richtig stolz auf Deinen Partner warst, in der Du Dich für ihn mit gefreut hast. Vielleicht war das in einer Situation, in der Du ihm das gar nicht richtig vermitteln konntest. Dann kommt genau das auf Deine Liste für Eure ehrliche halbe Stunde.

Als ich vor vielen Jahren zum ersten Mal die ehrliche halbe Stunde ausprobieren wollte, habe ich meinem Partner die Spielregeln erklärt und rechnete schon fast damit, dass er nein sagt. Doch überraschenderweise rollte er zwar kurz mit den Augen, sagte dann aber: „Interessante Idee, lass mich darüber nachdenken." Am nächsten Tag bekam ich seine Zusage und wir vereinbarten einen Termin. Wir wählten einen neutralen Ort und gingen Kaffeetrinken. Als wir nun am Tisch saßen, sagte er: „Du fängst an und ich werde dich nicht unterbrechen." Es kostete mich schon etwas Überwindung und einigen Mut manche Dinge an- und laut auszusprechen. Ich fing also zunächst damit an, die richtig positiven Dinge zu würdigen. Anschließend brachte ich drei bis vier Dinge, bei denen ich mir Veränderung wünschte. Das reichte für mich für den Anfang.

Als ich ausgeredet hatte, fragte er mich, ob ich fertig wäre, er jetzt beginnen könnte und ob ich ihn wirklich nicht unterbrechen dürfte (in diesem Moment wusste ich, er hat die Spielregeln verstanden). Ich nickte. Ich war sehr überrascht, wie gut er seine Gefühle in Worte fassen konnte, egal ob positiv oder negativ. Es berührte mich sehr. Und natürlich gab es einen Punkt, bei dem ich innerlich kräftig nach Luft schnappte und mein Ego sich unbedingt sofort rechtfertigen wollte. Doch ich sagte nichts. Als auch er seine Redezeit beendet hatte, sind wir noch ein wenig spazieren gegangen. Wir hatten jedoch vorher vereinbart, dass über die ehrliche halbe Stunde weder diskutiert, geredet noch gestritten würde, sondern wir alles, was dort besprochen wurde, zunächst sacken lassen und eine Nacht drüber schlafen würden. Das war beim ersten Mal gar nicht so einfach. Am nächsten Tag merkte ich aber schon, dass wir gar nicht mehr darüber sprechen mussten. Denn wir wussten jetzt beide gegenseitig, was aktuell in uns passiert. Und so konnten wir viel besser aufeinander eingehen. Unser gegenseitiges Verhalten wurde freier und doch achtsamer und liebevoller. Wir wiederholten die ehrliche halbe Stunde ca. ein Mal im Monat und das bestimmt über zwei Jahre hinweg. In diesem Zeitraum hat sich unsere

Kommunikation völlig verändert. Nach gut zwei Jahren waren wir an einem Punkt, an dem wir die ehrliche halbe Stunde gar nicht mehr brauchten, weil sich unsere Kommunikation im normalen Alltag vollkommen verändert hatte. Es war viel mehr Vertrauen und Sicherheit entstanden. Also machten wir einer Pause. Doch wir Menschen vergessen einfach schnell und sind durchaus bequem. Schon nach einigen Monaten fielen wir in alte Muster zurück und die gewonnene Kommunikation verebbte wieder. Auch das war eine wichtige Erfahrung, denn es zeigt, dass Beziehungsarbeit immer wichtig ist. Also gab es eine „ehrliche halbe Stunde" reloaded.

Kommen wir zu den Spielregeln:

Die ehrliche halbe Stunde

1. *Jeder Partner bekommt zum Beispiel 15 Minuten (die Länge könnt Ihr selbst festlegen) alleinige Redezeit. In dieser Zeit darf der eine den anderen nicht unterbrechen und soll nur* ***zuhören und hinhören****.*

2. *Kein Satz beginnt mit „Du... Du hast... Du machst... etc.", sondern es wird über die eigenen Gefühle gesprochen.*

3. *Hat der erste Redner abgeschlossen, nimmt der zweite Redner die Inhalte des ersten nicht auf, sondern berichtet über das, was er sich vorher überlegt hat.*

4. *Nachdem beide gesprochen haben - wird NICHT über das diskutiert, gesprochen, gestritten, was gesagt wurde. Beide lassen das Gesagte sacken!*

Die ehrliche halbe Stunde können wir mit jedem machen, egal ob Partner, Geschwisterteil, Elternteil, Freund oder auch Kind. Wenn mit

Kindern ein Mal im Monat ein Familienrat abgehalten wird, macht es ganz besonders viel Spaß, wenn jeder über eine Redezeit verfügt, in der er alles sagen darf. Hinterher kann dann gemeinsam an Plänen gebastelt werden. Hier gilt auch für die Kinder: Es wird hinterher nicht gestritten, nicht diskutiert, sondern die Gefühle jedes Familienmitglieds werden respektiert und geachtet. Ihr werdet Euch wundern, was Eure Kinder alles zum Familienleben beizutragen haben.

Viel Freude mit dieser Beziehungsarbeit!

Pro und Kontra in einer Beziehung

Sind wir in unserer Beziehung unzufrieden und unglücklich, sollten wir uns bewusst machen, was zu dieser Unzufriedenheit geführt hat. Und bleib bitte bei Dir und schieb die Schuld nicht dem anderen zu. Dabei hilft eine Pro und Kontra-Liste.

PRO

Was bewundere / liebe / mag ich an meinem Partner? Oder auch: Warum habe ich mich damals in ihn verliebt?
(Das sind die Punkte, die ich selbst (noch mehr) entwickeln möchte.)

Ich liebe an meinem Partner:

____

____

____

KONTRA

Was ärgert / stresst mich an meinem Partner? Oder auch: Was mag ich an ihm nicht?
(Das sind die Punkte, die ich selbst in mir habe, die ich bei mir verdränge und die ich mir selbst anschauen sollte.)

Ich mag an meinem Partner nicht:

____

____

____

Über diese Pro und Kontra-Liste erfährst Du sehr viel über Dich und Deine Beziehung. Hier bekommst Du klare Informationen, was Du bei Dir verändern kannst, damit sich auch Deine Beziehung verändert. Je mehr Du bei Dir selbst ankommst und Dich selbst erkennst, desto harmonischer wird Deine Beziehung.

Frühere Erlebnisse umschreiben

Es gibt Zeiten im Leben,
in denen man Vergangenes ziehen lassen muss,
um dem Glück eine neue Chance zu geben.
(Jando)

Wird mir bewusst, dass ein aktueller Konflikt mir eine alte Verletzung in Erinnerung ruft, ist jetzt genau der richtige Zeitpunkt, sich dieser alten Verletzung zu stellen und diese aufzuarbeiten. Taucht ein Streitpunkt immer wieder auf, der wiederholt die gleichen Emotionen bei Dir auslöst, kann es sein, dass Dein Unterbewusstsein Dich an die Aufarbeitung eines früheren Themas erinnern möchte. Stell Dir folgende Situation vor: Du gerätst immer wieder mit einer Kollegin in einen Konflikt. Du kannst ihr nichts recht machen und sie hat ausschließlich Kritik für Dich. Dabei ist Dir ihr Urteil durchaus wichtig und viel wert. Das geht nun schon über mehrere Monate so und langsam aber sicher verzweifelst Du. Du trägst den Konflikt mit Deiner Kollegin mit nach Hause und es beschäftigt Dich (auch emotional) während Deiner Freizeit. Dann ist es höchste Zeit, genauer hinzuschauen. Du kannst nicht nur die Entsprechung in Deiner Vergangenheit finden, sondern Du bist sogar in der Lage, die alte Verletzung heilen zu lassen.

Als erstes such Dir einen geschützten Raum, in dem Du ungestört bist und Zeit hast. Dann nimm Dir einen Notizblock und einen Stift und schreibe alles auf, was zu dem Konflikt mit Deiner Kollegin geführt hat, wie sich das anfühlt und was es mit Dir macht. Wenn Du wütend wirst, schmeiß ruhig den Stift durch das Zimmer und wenn Du traurig wirst, lass die Tränen ruhig fließen. Wenn das alles zu Papier gebracht ist, atme tief durch, lehn Dich zurück und überlegt Dir: Woher kenne ich diese Situation? Woher kenne ich das Gefühl, das es bei mir auslöst? Wenn Dir nicht sofort etwas dazu einfällt, nicht aufgeben, sondern stell Dir diese

Fragen immer wieder. Sei sicher, Du kennst diese Situation aus Deiner Vergangenheit.

Langsam aber sicher dämmert Dir nun, dass es eine Situation in Deiner Kindheit gab, in der Du auch unbedingt die Anerkennung, das Lob und die Liebe (zum Beispiel von Deinem Vater) haben wolltest, doch dieser immer nur Kritik für Dich hatte (um bei dem Beispiel mit der Kollegin zu bleiben). Schreibe alles auf, was Du Dir dazu in Erinnerung rufen kannst. Wie war die Situation genau? Was ist passiert? Wie hast Du Dich gefühlt? Wie haben andere reagiert, die vielleicht dabei waren? Jetzt bekommst Du Zugang zu der Verletzung in Deiner Vergangenheit. Vielleicht fühlt es sich sogar noch ein wenig heftiger an als das, was Du gerade mit der Kollegin erlebst.

Wenn Du alles aufgeschrieben hast, wie es damals war, dann überlege Dir jetzt, wie Du zu der Zeit die Situation hättest verändern können. Du kennst die Alternative! Es gibt immer einen anderen Weg. Du kannst jetzt im Hier und Heute das Damals verändern. Und Dein Unterbewusstsein weiß genau, wie die entsprechenden Personen zu jener Zeit auf diese Änderung reagiert hätten. Vielleicht war es wichtig, Deine Gefühle damals zu kommunizieren. Vielleicht hätte eine einfache Umarmung, die von Dir ausgegangen wäre, schon etwas verändert. Vielleicht hättest Du noch jemanden hinzuziehen können. Sehr oft ist es so, dass wir in der Vergangenheit nicht den Mut hatten, über unsere Gefühle zu sprechen, uns zu öffnen, Nähe zuzulassen oder uns konsequent abzugrenzen und nein zu sagen. Das können wir jetzt mit dieser Methode nachholen.

Schreibe genau auf, was anders hätte laufen müssen (und zwar durch Deine Handlung), damit es nicht zur Verletzung gekommen wäre und heute Deine Kollegin nicht als Spiegel dienen müsste. Auch wenn Du noch nicht genau weißt, auf was das hinausläuft, fang an zu schreiben. Lass die Gefühle zu dieser positiven Alternative in Dir aufsteigen. Du weißt nicht nur, wie es hätte anders laufen können, sondern Du weißt auch, was Du hättest tun können (vielleicht könntest Du das heute auch tun, doch wahrscheinlich brauchst Du das gar nicht mehr).

Nun hast Du auf Deinem Notizblock die heutige Situation, die damalige Verletzung und die positive Alternative. In der Regel stellt sich jetzt innerlich eine Zufriedenheit ein. Vieles fühlt sich leichter an. Genau das sollte erreicht werden. Triffst Du nun im Hier und Heute wieder auf den aktuellen Konflikt, wirst Du feststellen, dass sich entweder der Konflikt in Luft aufgelöst hat und der andere Dir vollkommen anders, ja wie ausgewechselt, gegenübertritt oder dass Du plötzlich genau weißt, wie Du zu reagieren hast. Sollte eine Veränderung der vergangenen Situation nicht möglich sein, weil der andere verstorben ist, schreibe trotzdem alles auf. Überlege Dir, wie dieser Mensch reagiert hätte, wenn Du ihm Deine Gefühle mitgeteilt und ihn um Verzeihung gebeten hättest, ihn angeklagt oder einfach umarmt hättest. Du weißt, wie der Verstorbene reagiert und welche Worte er benutzt hätte – schreibe alles auf. Mach Deinen Frieden. Und wenn Du möchtest, bitte den Verstorbenen einfach noch um ein Zeichen, ob es angekommen und jetzt gut ist. Dann achte in den nächsten Tagen auf kleine Außergewöhnlichkeiten, kleine Zufälle – sie können die Antwort auf Deine Bitte sein.

Auch wenn sich das nach Einzelarbeit anhört, ist es doch Beziehungsarbeit. Mehr zum Umschreiben von früheren Erlebnissen und den ausführlichen Ablauf findest Du im Buch von Clemens Kuby: Mental Healing – Das Geheimnis der Selbstheilung (siehe Bibliografie).

Wünsche an den Seelenpartner oder Traumpartner

Manche Menschen sind auf der ewig währenden Suche nach ihrem Traumpartner oder ihrem Seelenpartner. Doch solange wir mit uns selbst nicht zurechtkommen und mit dem Wunschpartner nur ein Loch füllen wollen, werden uns diese Menschen kaum begegnen. Wenn der Wunschpartner die Tugend oder die Fähigkeit haben soll, die ich suche und nicht habe, wird er mich nicht finden (Resonanzgesetz). Dann bin ich kein Magnet und somit uninteressant für diesen Menschen. Also sollte ich mir einmal Gedanken darüber machen, was mein Seelenpartner oder Traumpartner haben sollte, damit ich es selbst entwickeln kann und so die entsprechende Resonanz schaffe. Wie sollte mein Idealpartner aussehen? Auch hier hilft es, wenn ich mich in Ruhe hinsetze und eine Liste erstelle.

Was wünsche ich mir von einem Traumpartner / Seelenpartner?	Welche Tugenden sollte sie/er haben?	Habe ich das? Ja oder nein
______________	______________	______________
______________	______________	______________
______________	______________	______________

Über diese Liste wirst Du schnell herausfinden, was Du selbst noch zu entwickeln hast, um diesen Menschen in Dein Leben zu ziehen. Und wenn der Mensch dann da ist, werden noch genügend andere Themen ans Tageslicht kommen, die Ihr gemeinsam bearbeiten könnt.

Selbstliebe - Wie geht das? Was ist das eigentlich?

Ich behaupte einfach, dass wir alle ein Defizit an Selbstliebe haben. Selbstliebe bedeutet weder Egoismus noch Narzissmus.

Hier der Originalton aus einer Astrologischen Symbolaufstellung: „...aber wenn ich mich selbst liebe, ist das doch egoistisch..." Mit der Selbstliebe haben die meisten von uns noch ein Riesenthema und da heißt es immer wieder: üben, üben, üben. Bei dem obigen Beispiel lag ein echtes Missverständnis vor. Selbstliebe ist kein Egoismus. Es gibt einen entscheidenden Unterschied: Bei der Selbstliebe geht es darum, dass wir uns etwas Gutes tun, auf unsere Bedürfnisse achten, uns notfalls abgrenzen oder auch gar nicht mehr zur Verfügung stehen, auch dass wir unseren Mut zusammennehmen und zu unseren Gefühlen stehen. Und das alles zum eigenen Wohl und zum Wohle der anderen. Wenn jemand anderes eine not-wendige (es tut not, etwas zu wenden) Abgrenzung aus Selbstliebe blöd findet und uns Egoismus vorwirft (Vorwürfe kennen wir schon), vielleicht weil derjenige auf einmal auf sich selbst gestellt ist, dann sollten wir uns davon nicht aus der Bahn bringen lassen und schauen, welche Berechnung sich gerade hinter diesem Vorwurf verbirgt. Wenn der andere unsere Selbstliebe doof findet, dann ist es seine Angelegenheit. Wir können nicht in andere Köpfe hineinschauen - es sind die Köpfe und Herzen der anderen und das geht uns nichts an.

Egoismus hat eine ganz andere Schwingung. Beim Egoismus geht man rücksichtslos mit eigener Vorteilsberechnung über die Grenzen des anderen und nimmt dessen Benachteiligung in Kauf. Das Gegenüber ist vollkommen egal, nur die eigene Bedürfnisbefriedigung ist wichtig. Dafür geht man, wie man so schön sagt, über Leichen. Man stellt sich - durchaus bewusst - über andere. Niemand ist wichtiger als man selbst.

Wer ein Defizit an Selbstliebe hat, sich für andere verantwortlich fühlt, sich aufopfert und seinen Selbstwert sucht, sitzt oftmals in einer Zwickmühle, wenn es darum geht, die Selbstliebe zu entdecken und zu leben. Im Außen funktioniert diese Person dann auf einmal nicht mehr und so werden sich die anderen natürlich ein wenig aufbäumen und sie auf die Probe stellen.

Selbstliebe ist der Beginn
einer lebenslangen Freundschaft
(Oscar Wilde)

Wenn ich mich so zeige, wie ich bin,
wird mich niemand lieben.
Deshalb muss ich so tun, als wäre ich jemand anderes,
um geliebt zu werden.
(Zitat aus dem Buch „Mit ner Harley in den Himmel" von Colin Tipping)

Diesen Glaubenssatz „Ich muss jemand anders sein, um geliebt zu werden" hatten wir vor einiger Zeit auch bei einer Astrologischen Symbolaufstellung: „Wenn ich meine Rolle nicht mehr spiele, spiele ich keine Rolle mehr - für meinen Partner." Die Selbstliebe fährt gen null, die Seele weint. Das Rollenspiel ist so zur Gewohnheit geworden, dass wir selbst nicht mehr wissen, wer wir wirklich sind. Die Verbindung zum blockierten Seelenanteil zu finden hilft, authentisch zu sein und sich selbst anzunehmen und zu lieben.

Selbstliebe ist eine Entscheidung. In jeder Situation, an jedem Tag, bei jeder Entscheidung können wir wählen: Liebe ich mich jetzt gerade selbst oder liebe ich mich nicht. Achte ich auf meine Bedürfnisse, schaue ich, dass es mir gut geht, dass ich mich selbst im Spiegel ansehen kann - dann entscheide ich: Ja, ich liebe mich! Versuche ich die Erwartungen anderer zu erfüllen, gehe ich über meine Grenzen und gebe mehr als dass ich nehme, dann entscheide ich: Jetzt gerade liebe ich mich nicht. Die Liste kann endlos fortgesetzt werden. Höre auf Deinen Bauch, der sagt Dir, was Dir gut tut und was nicht. Das hat nichts mit Arroganz zu tun, sondern mit Selbstliebe. Nur wenn es mir gut geht, geht es auch den anderen in meiner Umgebung gut.

Zur Selbstliebe gehört ebenso: Ich darf meine Meinung auch ändern. Wenn ich von gestern auf heute meine Meinung um 180 Grad drehe, weil ich darüber nachgedacht habe und am nächsten Tag dann doch wieder alles anders ist, ist das völlig in Ordnung. Kommt jemand anderes damit nicht klar, ist das sein Problem und seine Angelegenheit – und die geht mich nichts an.

Selbstliebe kann auch konsequentes Arbeiten bedeuten. Wenn sich zum Beispiel ein großer Berg von Verpflichtungen, Arbeit und Papierkram auf dem Schreibtisch angehäuft hat und Du alles vor Dir herschiebst, quälst Du Dich nur selbst. Mach es Dir leicht, arbeite konsequent den Berg ab und Du wirst sehen, es geht nicht nur alles leichter, sondern Du wirst Dich dafür lieben, dass Du konsequent durchgehalten hast. Freu Dich über Deine Leistungen, feiere Deine Fähigkeiten, genieße Deinen Körper (Millionen und Milliarden von Zellen sind täglich nur für Dich da). Finde heraus, was Du liebst, was Dir gut tut und wofür Dein Herzensfeuer brennt. Folge der Freude und Du hast einen großen Schritt der Selbstliebe getan.

Selbstliebe bedeutet, liebevoll zu sich selbst zu sein, gnädig mit sich selbst zu sein, sich selbst anzunehmen und sich auch einmal zu verwöhnen. Das was ich für einen geliebten Menschen tue, sollte ich natürlich auch für mich tun. Solange ich mir selbst nicht genauso viel Aufmerksamkeit und Gutes schenke wie den Menschen, die ich liebe, habe ich wohl ein Defizit. Wir tun uns mit der Selbstliebe oft schwer, weil es schwierig ist, auch unsere Schattenseiten, unsere Ecken und Kanten lieben zu lernen. Die kauzigen Marotten unseres Partners können wir oft besser annehmen als unsere eigenen. So schneiden wir einen Teil von uns ab oder blenden ihn aus und stehen nicht dazu. Selbstliebe hat also auch etwas mit Selbstbewusstsein zu tun, d.h. mit dem Umstand sich seiner selbst bewusst zu sein. Die einzige Person, die uns ein ganzes Leben lang begleitet, sind wir selbst. Wir selbst sind uns am Ende unser einziger und bester Freund, der, der immer bei uns ist, in guten und auch in schlechten Zeiten. Erst wenn wir uns als vollkommenes Wesen annehmen, werden wir den Sinn hinter dem Gebot „Liebe deinen Nächsten wie dich selbst" wirklich verstehen.

Vergebung und Ho'oponopono

„Vergebung und Vertrauen
sind zwei völlig verschiedene Dinge.
Bei der Vergebung geht es um die Vergangenheit.
Bei dem Vertrauen geht es um die Zukunft.
Vergebung liegt in den Händen des anderen
und kann einem geschenkt werden.
Vertrauen liegt in den eigenen Händen
und muss erarbeitet werden."
(Zitat aus dem Buch „Die Begegnung"
von Andy Andrews – siehe Bibliografie)

Ein Schritt zur Selbstliebe ist, sich selbst zu vergeben. Zu vergeben, dass wir immer wieder unsere Schattenseiten, Ecken und Kanten abschneiden und abspalten und uns damit unbewusst nicht ganz und zusätzlich schuldig fühlen. Es geht um die Annahme der eigenen Person im Hier und Heute. Nicht erst dann, wenn wir eines unserer Ziele erreicht haben, wenn wir erfolgreich eine Diät absolviert oder eine Summe X auf dem Konto haben. Sich selbst zu vergeben bedeutet auch, sich selbst Fehler zu verzeihen und auch zuzugestehen. Unser Unterbewusstsein bzw. unsere Seele kennt gar keine Fehler. Erst unser Verstand/unser Ego bewertet eine Erfahrung als gut oder schlecht. Für unsere Seele sind Fehler reine Erfahrungen, die mit Gefühlen belegt sind und aus denen wir lernen können.

Und hier nun ein Auszug aus meinem Buch „Ein Date mit der Seele" über Vergebung:

> *Wenn der Verstand begreift, ist Vergebung möglich.*
> *Mit jedem Aufdecken von Blockaden, mit jedem Verstehen, warum wir uns nur so verhalten konnten und uns früher geschützt haben, können wir uns selbst mehr annehmen. Wir werden*

gnädiger mit uns, da wir nun endlich erkennen, warum etwas so war, wie wir es erlebt haben. Ohne dieses Verständnis haben wir uns selbst bisher klein gemacht, kritisiert und gestraft. Dabei ging viel Energie verloren. Was während des Lösungsprozesses in einer Astrologischen Symbolaufstellung passiert, ist eine Art der Vergebung - Vergebung sich selbst und dem Leben gegenüber.

Vergebung bedeutet Frieden zu schließen. Diesen Frieden kann ich nur in mir selbst finden und mit mir selbst schließen. Niemand anderes kann mir diesen Frieden geben. Auch wenn ich jemandem vergebe, heißt das nicht, dass ich diesen Frieden finde. Wenn jemand anderes zu mir kommt, sich entschuldigt und mich um Vergebung bittet, kann ich sie gewähren, wenn ich es auch so fühle. Ansonsten sollte ich nur die Entschuldigung annehmen. Außerdem kann ich natürlich den anderen darauf hinweisen, dass er nicht auf meine Vergebung angewiesen ist, sondern sich selbst vergeben sollte.

Was bedeutet es nun, sich selbst zu vergeben, wenn man sich als Opfer eines anderen und vielleicht sogar ausgeliefert fühlte? Schließlich war man doch kein Täter. Warum sollte ich mir dann selbst vergeben? Ich sollte mir selbst den Aspekt vergeben, durch den ich die Erlaubnis erteilt habe, zum Opfer zu werden bzw. durch die ich mich zum Opfer gemacht habe. Vielleicht hätte es eine Möglichkeit gegeben, die Situation abzuwenden und ich habe sie nicht ergriffen. Genau das habe ich mir als Opfer zu vergeben. Wenn ich selbst Täter war und jemand anderen verletzt habe, kann der andere mir kaum Frieden geben, wenn ich mir nicht selbst verzeihe. Dazu fällt mir ein Beispiel aus meiner Praxis ein:

Eine Klientin kam mit Beziehungsproblemen zu einer Aufstellung. Während der Aufstellung stellte sich heraus, dass der Kontakt zu einem Seelenanteil durch ein Schockerlebnis blockiert war. Dieses Schockerlebnis war ein Autounfall in jungen Jahren. Sie war damals die Fahrerin und dafür verantwortlich, dass ihre Freundin auf dem Beifahrersitz fast gestorben wäre. Beide hatten sich während der Fahrt gestritten und nicht auf die Straße geachtet. Sie kam von der Fahrbahn ab und setzte das Auto vor einen Baum. Bis heute hatte sie sich diese Unachtsamkeit nicht verziehen. Zu ihrer Freundin hatte sie keinen Kontakt mehr.

Nun ging es darum, sich selbst zu vergeben. Herauszufinden, warum dieser Unfall zu der Zeit damals sein musste, wie sich das Leben dadurch entwickeln und was sich für ihre Freundin dadurch zeigen konnte. Dabei fiel ihr wieder ein, dass ihre Freundin, anstatt für ein Studium ins Ausland zu gehen, bei der Reha ihren heutigen Mann kennenlernte, mit dem sie inzwischen glücklich drei Kinder hat. Endlich konnte meine Klientin sehen, dass es ein großes Glück war, den Unfall zu überleben und dass das Leben weiterhin Geschenke für jeden bereitgehalten hatte. Während dieser Aufstellung konnte sie sich selbst vergeben.

Im Nachhinein rief sie dann ihre alte Freundin an, nahm wieder Kontakt auf und bat auch sie noch einmal um Vergebung. Ihre Freundin war sehr überrascht, dass meine Klientin nochmals um Vergebung bat, denn sie hatte ihr schon längst vergeben. Es gab in der Vergangenheit kurz nach dem Unfall klärende Gespräche, bei denen die Freundin bereits ganz klar ausgesprochen hatte, dass sie genauso viel zu dem Unfall beigetragen hätte wie meine Klientin und dass nichts zu vergeben sei. Doch meine Klientin konnte diese Güte damals noch nicht annehmen – zum Glück kann sie es heute.

Ich glaube diese Geschichte ist ein gutes Beispiel dafür, dass wir echten Frieden nur dadurch finden, dass wir uns selbst vergeben.

Die hawaiianische Ho'oponopono-Lehre besagt, dass der Mensch an sich vollkommen ist. Alles, was mich an einem anderen stört, hat den

Ursprung in mir. Löse ich also den Ursprung der Falschwahrnehmung in mir, verändert sich der oder das andere, und das wirkt nicht nur auf Gefühle und Meinungen, sondern auch auf andere Menschen, Situationen und auch meinen Körper. Hier eine Übung dazu: Bitte denk an die andere Person, die Dich stört, ärgert oder negative Gefühle bei Dir auslöst. Lade diese Person gedanklich (wie in einer Meditation) zu Dir ein – visualisiere sie vor Dir. Öffne Dich für die Möglichkeit, dass alles seinen Ursprung in Dir selbst hat und gehe dann die sechs Vergebens-Sätze des Ho'oponopono durch. Bejahe jeden Satz in Dir selbst und spüre ihn so gut Du kannst.

- **Es tut mir leid.**
  Die Situation des Hässlichen in sich bestätigen.

- **Ich liebe (es) mich.**
  Das Hässliche in sich lieben.

- **Ich verzeihe (es) mir (dir).**
  Dem Hässlichen in sich verzeihen.

- **Ich danke dafür.**
  Für die ausstehende Umwandlung des Hässlichen in sich danken.

- **Ich übergebe es an Gott.**
  Die frei-geliebte Situation in sich Gott zur Vollendung übergeben.

- **Ich bin bereit ein Wunder zu bezeugen.**
  Den Dingen nach Gottes Willen ihren Lauf lassen.

Diese Übung ist am Anfang nicht so einfach. Manchmal ist es einfacher die Übung zu zweit, mit einem Freund/einer Freundin oder einem Therapeuten/Coach durchzuführen. Es reicht nicht, die Sätze zu denken. Es geht darum, wirklich zu fühlen, was Vergebung bedeutet.

Jeder Mensch gibt zu jeder Zeit sein Bestes mit dem Wissen, seinem Erkenntnisstand und den Ressourcen, die ihm zu dieser Zeit zur Verfügung stehen. Wenn Du jemanden vergeben möchtest, um Dich aus den emotionalen Fesseln zu befreien und Frieden zu schaffen (in Dir), dann stell Dir den anderen als Kind vor. Denn dieses innere Kind haben wir alle immer noch in uns. Mach Dir bewusst, dass der andere in der jetzigen (oder vielleicht schon vergangenen) Situation nicht anders handeln konnte. Zum einen, weil Du eine Entsprechung hattest, dass dies passiert und er/sie Dich an Dein Thema führt und Dir beim Wachsen hilft. Zum anderen, weil der andere vielleicht noch nicht das Bewusstsein, die Freiheit, die Mittel oder die Erkenntnis hat, anders zu handeln - genau wie Du auf der anderen Seite. Wenn Du Dir dies vor Augen führst, wird es schon ein Stückchen leichter mit dem Vergeben.

Vergeben kann ich, vergessen werde ich nicht. Vergeben bedeutet nicht, dass Du eine Handlung oder Tat aus der Vergangenheit, die gegen Dich, Deine Gesundheit, einen anderen Menschen oder gegen das Leben gerichtet war, gutheißt. Es geht auch nicht darum, dass Du Dein Einverständnis zu so einer Verletzung gibst. Es bedeutet nur (und das ist entscheidend), dass Du Deinen Frieden damit machst und nun wieder nach vorne blicken kannst. Du wirst nicht vergessen, was gewesen ist, denn das ist eine Erfahrung Deines Lebens, aus der Du lernen und schöpfen kannst.

Die Spiegel-Übung

Die Spiegel-Übung ist ein altes Theaterspiel, das vielen Schauspielern hilft, ihre Rollen authentisch zu spielen. Diese Übung können wir auch für unsere Beziehungen nutzen. Sich mit einem Partner, Kind, Kollegen oder Freund vollkommen simultan zu bewegen, kann uns ein Erlebnis unvergleichlicher Nähe verschaffen.

Man setzt oder stellt sich zu zweit gegenüber, schaut sich in die Augen und wechselt sich damit ab, den Bewegungen des anderen zu folgen. Dabei ist es wichtig, auf den Gesichtsausdruck des anderen zu achten und diesen zu imitieren. Die entstehenden Bewegungen kommen mit der Zeit wie aus einem gemeinsamen Körper, der seinen eigenen Willen und seine eigene Führung hat. Geht man dabei noch einem freien Rollenspiel nach, findet man bemerkenswert leicht Zugang zu der Welt des jeweils anderen, es entwickelt sich eine gemeinsame Geschichte. Ziel dieser Arbeit ist es, sich gegenseitig zu erkennen, Vertrauen zu schaffen und das Ego aufzuweichen. So eine Spiegel-Übung führt zu einem entspannteren und harmonischeren Umgang miteinander. Es hilft, dem anderen wieder zu vertrauen, auch einmal einem anderen die Führung zu überlassen und schlussendlich, dass wieder Kreativität fließen darf.

- Stell Dich Deinem Partner (Freund, Kind, Bruder, Schwester, Kollegen etc.) gegenüber, als würdest Du in einen Spiegel schauen. Entscheidet Euch, wer als erster die Führung übernimmt und schaut Euch in die Augen.

- Nun beginnst Du, Dich langsam zu bewegen. Achte darauf, dass die Bewegungen so einfach sind, dass Dein Gegenüber ohne Probleme folgen kann. So kannst Du zum Beispiel zunächst langsam ein Bein heben und dann wieder senken. Dein Gegenüber führt die Bewegung wie ein Spiegelbild so genau wie möglich aus.

- Nach wenigen Minuten (entscheidet aus dem Bauch heraus) sagst Du den Wechsel an und Dein Gegenüber übernimmt die Führung. Nun ist es an Dir, das Spiegelbild Deines Partners zu sein und den Bewegungen zu folgen.

- Nach ein paar Wechseln, in denen Ihr beide die Gelegenheit hattet zu führen und geführt zu werden, versucht überhaupt keine Führung mehr zu haben und die Bewegung ihre eigene Dynamik entfalten zu lassen. Seid langsam genug, um die Bewegungen im Einklang halten zu können. Ihr werdet merken, dass Ihr wie von Zauberhand geführt zusammenarbeitet - Euch gemeinsam nach vorne beugt, als würdet Ihr Euch in die Augen schauen und Euch gemeinsam in Zeitlupe seitwärts bewegt.

Alles soll unter vollkommener Leichtigkeit laufen. Bemüht Euch nicht, sondern lasst Euch ganz ein. Sollten ungeführte Bewegungen nicht zustande kommen, geht einfach wieder zu dem Wechsel der Führung über. Bei den ungeführten Bewegungen kann es ebenfalls vorkommen, dass beide Seiten denken, vom jeweils anderen geführt zu werden. Der Vorteil dieser Übung ist, dass Ihr völlig das Gefühl dafür verliert, woher der Impuls kommt, während sich die Grenzen zwischen Euch allmählich auflösen. Die Absicht der Übung ist, sich im Gleichklang zu bewegen. Diese Übung muss nicht gleich beim ersten Mal gelingen. Probiert es einfach jede Woche aufs Neue aus und Ihr werdet sehen, dass die Dynamik sich immer weiter verfeinert. Probier es aus und lass Dich überraschen, was sich verändert! Dieses ist eine TU-Übung und keine LESE-Übung, und Du brauchst ein Gegenüber dafür, das mitmacht (genau wie bei der ehrlichen halben Stunde). Bei dieser Übung wünsche ich Dir viel Freude, Leichtigkeit, Spaß und Lachen.

KAPITEL 5
Beziehungsdialekte

Beziehungstierchen

Jeder Mensch sieht seine Beziehung, egal ob partnerschaftlich, familiär oder freundschaftlich, nur aus seinen eigenen Augen, mit seiner eigenen Wahrheit und mit den eigenen Lernaufgaben. Sehr oft, und wie ich finde in den letzten Jahren immer häufiger, kommt es zu Missverständnissen, weil wenig über Gefühle gesprochen wird und weil wir den anderen zu wenig kennen. Von außen betrachtet handelt es sich ganz oft lediglich um ein reines Kommunikationsproblem.

Ich erinnere mich noch gut an ein Coaching mit einer Mutter und ihrer Tochter. Während eines Rollenspiels standen sie sich gegenüber, beide sagten etwas, doch die jeweils andere verstand es einfach nicht. Irgendwann sagte die Mutter: „Ich höre zwar deine Worte und weiß, dass du Deutsch sprichst, doch für mich hört es sich wie Chinesisch an. Und ich kann leider kein Chinesisch." Die Aufgabe der beiden war es, über die eigenen Ziele und Vorstellungen zu sprechen.

Ganz oft ist es tatsächlich so, dass wir den anderen nicht verstehen, weil er einen völlig anderen Beziehungsdialekt spricht. Es gibt die unterschiedlichsten Dialekte, mit denen wir Liebe und Zuneigung ausdrücken und empfangen. Weißt Du, welchen Dialekt Du in Beziehungen sprichst? Bayerisch, Schwäbisch, Berlinerisch, Fränkisch, Sächsisch, Plattdeutsch oder vielleicht doch Hochdeutsch? Interessanterweise handelt es sich bei allen Dialekten um die deutsche Sprache, und dennoch versteht ein Sachse selten Fränkisch. Das Verstehen ist nur schwerlich möglich oder vielleicht sogar überhaupt nicht. Woran liegt das?

Die grundsätzlichen Fragen zur Bestimmung, welchen Dialekt Du sprichst bzw. welches Beziehungstierchen Du bist, sind:

Wann fühlst Du Dich geliebt?
Wann fühlst Du Dich anerkannt?
Wann fühlst Du Dich verstanden?
Was brauchst Du, um Dich geliebt, anerkannt und verstanden zu fühlen?

Auf den nächsten Seiten stelle ich Dir zwölf verschiedene Dialekte bzw. Tierchen vor. Darüber kannst Du herausfinden, welchen Dialekt Du sprichst bzw. welches symbolische Tier Dir zuzuordnen ist. Sicher wirst Du auch einige Deiner nahen Bezugspersonen plötzlich mit anderen Augen sehen, weil Dir bewusst wird, wie der andere tickt. Vielleicht fällt Dir sogar auf, dass vieles auf unsere kindliche Prägung zurückgeht, nämlich wie wir früher die Liebe unserer Eltern erfahren haben bzw. was im Elternhaus vermittelt und erlernt wurde.

Da ich gerne mit Bildern arbeite, habe ich jedem Dialekt ein Tier zugeordnet, das diesem wunderbar entspricht. So können wir uns die Dialekte viel leichter merken und haben auch Freude daran herauszufinden, wer welches Tier ist.

Beziehungsdialekt „Anerkennung“

Der Hundewelpe

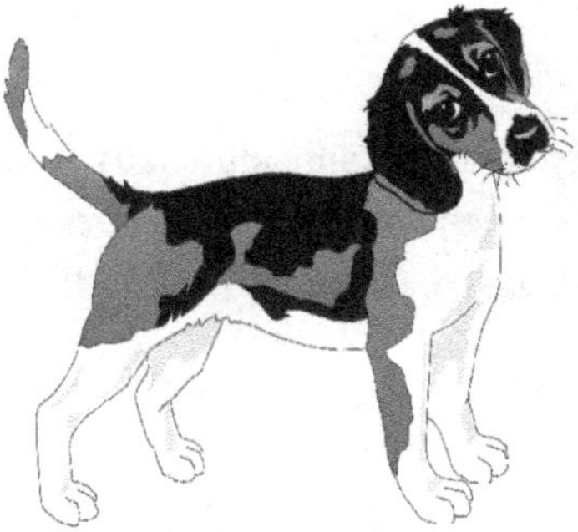

Illustration: Nemo-pixabay.com

Ein Mensch, der den Dialekt „Anerkennung“ spricht, fühlt sich geliebt, wenn er gelobt wird. Und die wichtigste Person, von der er gelobt werden möchte und die für ihn wirklich zählt, ist die Bezugsperson (Partner, Familie etc.). Bei jemandem, der Liebe durch Anerkennung erfährt, ist es wichtig auszusprechen, dass man ihn mag oder liebt. Dieser Mensch zeigt seine Liebe in erster Linie durch Handlungen und Taten, denn er möchte seiner Bezugsperson etwas Gutes tun (also seine Liebe zeigen) und dann dafür anerkannt, gelobt und geliebt werden. Hier haben wir den Menschen, der im Haushalt alles repariert, fleißig den Rasen mäht, das Haus heimelig hält, ein Bastler oder Hobby-Handwerker ist. Und jedes Mal ist es ihm wichtig dem Partner zu zeigen, was er geschaffen hat. Auch wenn er es vielleicht nicht zeigt, freut er sich doch riesig über jedes Lob.

Dieser Dialekt entspricht einem Hundewelpen. Wie erzieht man einen echten Hundewelpen am besten? Durch viel Lob, Bestätigung und natürlich die Stimme. Kritik und Missbilligung sind das Verletzendste überhaupt. Der Hundewelpe empfindet es als niederschmetternd. Er kauert sich zusammen und zieht sich zurück. Ein Hund liebt seinen Menschen über alles und möchte natürlich zurückgeliebt werden. Also wird der Hundewelpe alles tun, um immer wieder Lob zu bekommen. Dann springt er um seinen Menschen herum, wedelt mit dem Schwanz und freut sich.

Der Anerkennungsmensch kann durchaus sehr stark auf Worte reagieren. Worte können ihn schwer verletzen, aber auch glücklich machen. Wichtig ist, dass diese Worte echt sind.

Beziehungsdialekt „Körperlicher Kontakt“

Die Katze

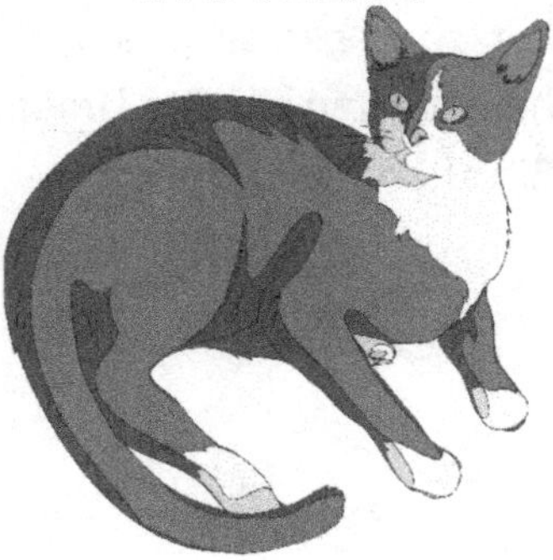

Foto: Nemo-pixabay.com

Dieser Mensch fühlt sich geliebt, wenn er Körperkontakt erfährt. Für diese Person ist es wichtig, körperliche Nähe aufzubauen. Das beginnt beim freundschaftlichen Klaps auf die Schulter, einer Umarmung, einem Kuss und endet natürlich beim sexuellen Kontakt. Alles bei diesem Menschen ist auf Kontakt ausgerichtet. Für ihn ist eine Umarmung viel mehr wert als ein Wort. Es geht um das Fühlen. Hier sehen wir Menschen, die gerne Händchen halten, Paare, die immer nah beieinander sind und Kinder, die ganz viel kuscheln. Der Körperkontakt ist völlig unabhängig davon, ob es sich um eine Begrüßung oder Anerkennung handelt. Dieser Mensch begrüßt gerne jeden Freund mit einer Umarmung und kann Trost besser über Nähe spenden, als über Worte. Das größte Glück sind Geborgenheit und Heimeligkeit.

Dies entspricht der Katze. Katzen sind fast ausschließlich Kontaktwesen. Ihnen ist Lob und Anerkennung ziemlich Schnuppe. Sie sind Selbstversorger (brauchen uns noch nicht einmal als Dosenöffner, wenn sie Freigänger sind) und kommen nur, wenn sie Lust dazu haben. Wollen sie aber gekrault und gestreichelt werden, so zeigen sie das auch sehr deutlich und fordern die Streicheleinheiten ein. Das Um-die-Beine-Schleichen symbolisiert uns: Bitte berühre mich.

Beziehungsdialekt „Zeit“

Der Kanarienvogel

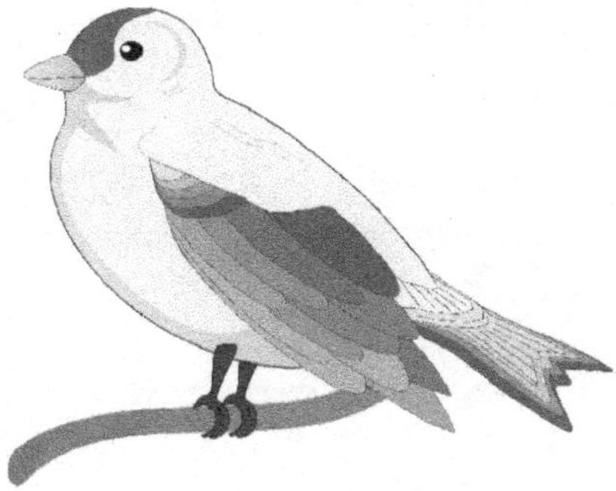

Illustration: Nemo-pixabay.com

Das, was für diesen Menschen zählt um sich anerkannt, geliebt und respektiert zu fühlen, ist die gemeinsame Zeit mit Bezugspersonen. Die gemeinsame Zeit ist das höchste Gut und der größte Genuss für diesen Menschen. Auf Körperkontakt und Anerkennung kann durchaus verzichtet werden. Wichtig ist jedoch, dass es sich um echte gemeinsame Zeit handelt. Zusammen vor dem Fernseher zu sitzen und sich berieseln zu lassen gilt nicht als gemeinsame Zeit. Das Zauberwort ist hier „Premiumzeit“. Der Zeittyp gibt uns sogar noch Tipps und Hinweise. Diese kommen in Form von Bemerkungen wie: „Du bist so selten da. Nie hast du Zeit für mich.“ Und das, obwohl der Partner vielleicht sogar von zuhause aus arbeitet. Wie schon erwähnt geht es hier um die ungeteilte Aufmerksamkeit und das gemeinsame Sein in der Premiumzeit.

Als Tierchen finden wir in diesem Fall den Kanarienvogel. Ihm ist es egal, wer das Wasser und Futter gibt. Es ist ihm meist auch egal, was man ihm sagt. Und Berührungen tun ihm meistens gar nicht gut.

Am glücklichsten ist der Kanarienvogel, wenn man sich hinsetzt, da ist und zuhört wie er singt. Er wird sich die größte Mühe mit seiner Arie geben, sobald er weiß, dass Du da bist und zuhörst. Das kleine Vögelchen wird zum großen Sänger und er erblüht. Lässt man den Kanarienvogel jedoch alleine, wird er nicht alt werden.

Beziehungsdialekt „Fürsorge“

Der Goldfisch

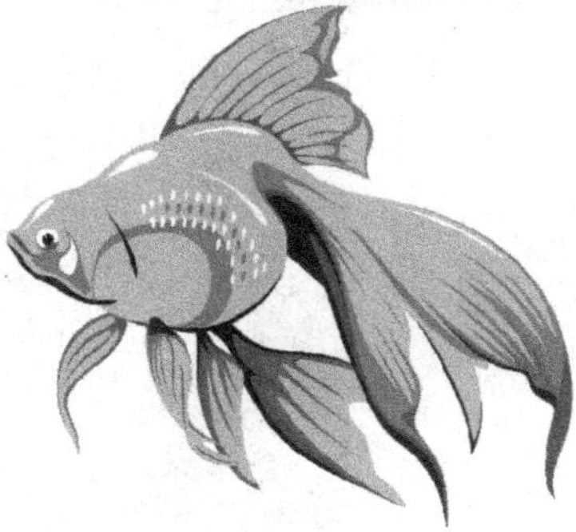

Illustration: Nemo-pixabay.com

Versorgung und Fürsorge sowie Hilfsbereitschaft stehen für diesen Menschen an oberster Stelle, denn so drückt er seine Liebe aus und das ist direkt ein Hinweis, wann und wie er sich selbst geliebt und anerkannt fühlt. Oft geschehen Dinge aus Liebe und Zuneigung für den anderen und in der Hoffnung, dass etwas zurückkommt. Häufig geht diese Versorgung tatsächlich direkt über das Essen und Trinken (gerade bei Frauen), manchmal aber auch über Hilfe bei Umzügen oder das Babysitten beim Nachbarn. Bekommt der Fürsorgetyp die einmal geleistete Hilfe jedoch nicht wieder zurück, wird also enttäuscht, hat er das Gefühl von Nicht-geliebt-sein und Ablehnung. Kleine Gefallen sind für diesen Menschen überlebenswichtig und erhalten die Freundschaft. Der Goldfisch eignet sich beim Fürsorgetyp als Symboltier am besten. Dieses Tier empfängt Liebe von uns ausschließlich über Hilfsbereitschaft und Fürsorge. Der Goldfisch braucht jemanden, der ihn füttert und das Wasser erneuert. Berührung würde ihm schaden, Lob hört er nicht und Zeit ist ihm egal. Es ist ihm sogar egal, wer vor dem Glas hockt. Ein Goldfisch braucht in erster Linie Futter und ein sauberes Aquarium.

Beziehungsdialekt „Geschenke“

Der Pinguin

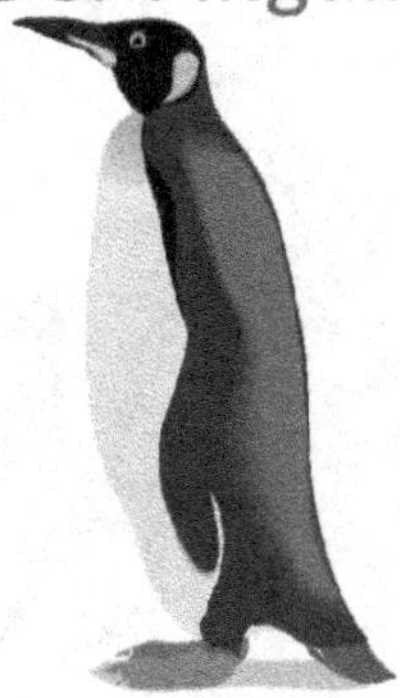

Illustration: Nemo-pixabay.com

Diese Person liebt es - im wahrsten Sinne des Wortes - Geschenke zu machen. Bei jeder Gelegenheit oder bei jedem Wiedersehen gibt es eine kleine Aufmerksamkeit. Manchmal schießt dieser Mensch mit seinen Geschenken wertmäßig weit übers Ziel hinaus, was andere in Verlegenheit bringt. Dabei muss man verstehen, dass dieser Beziehungstyp auf diese Art seine Zuneigung zeigt. Auch in der Beziehung gibt es ohne jeden Anlass immer wieder kleine Aufmerksamkeiten. Er erwartet nicht einmal großartige Gegengeschenke. Kommen sie dann aber doch, ist die Freude umso größer. Und ganz wichtig ist, auf keinen Fall zu vergessen, ihn zum Geburtstag, zu Weihnachten oder einem anderen besonderen Anlass zu beschenken. Durch ein vergessenes Geschenk würde dieser Mensch die größte Ablehnung erfahren. Möchtest Du dem Geschenketyp Deine Liebe zeigen, wähle ein besonderes Geschenk aus, bei dem Du Dir Gedanken gemacht hast und das nicht so leicht zu bekommen ist, der materielle Wert ist nicht ausschlaggebend.

Der Pinguin ist es beste Bild für Geschenke. Wenn ein Pinguinmännchen einem Pinguinweibchen ein Steinchen schenkt, dann ist das eine Geste von immenser Großzügigkeit. Im Pinguin-Lebensraum aus Eis und Schnee sind Steine kostbar, sogar überlebenswichtig. Kleine Plateaus aus Kieseln dienen als Unterlage für das Ei. Sie sorgen dafür, dass bei Tauwetter mit anschließendem Frost das Ei im Eiswasser nicht gefriert. Steine sind rar, weil sie unter dicken, aufgedeckten Eisschichten hervorgeholt werden müssen - da steckt viel Arbeit drin. Ein Steinchen gilt als stabile Währung der Zuneigung unter den Vögeln am Südpol.

Beziehungsdialekt „Treue“

Der Schwan

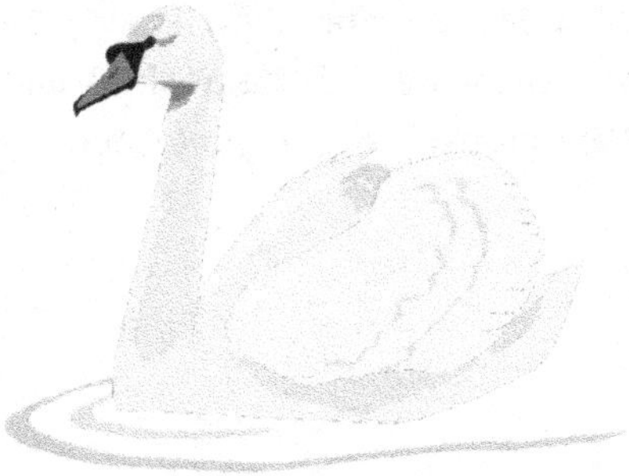

Illustration: Nemo-pixabay.com

Für diesen Menschen ist der Zuneigungs- und Liebesbeweis die Treue des Partners bzw. der Freunde. Einen Seitensprung des Partners ist für ihn wie ein Todesstoß. Loyalität wird im Freundeskreis und in der Familie großgeschrieben. Treue steht bei diesen Menschen nicht nur für Rückhalt, sondern für einen echten Liebesbeweis. Bist Du der Partner eines Schwans, zeige ihm Deine Treue und konzentriere Dich wirklich auf ihn. Versuche nicht, seine Liebe zu testen, indem Du mit anderen Personen flirtest – Du riskierst damit das Ende der Beziehung. Habe auf Feiern und Partys hauptsächlich Augen für Deinen Partner, bezieh ihn immer mit ein. Das schafft Sicherheit und Nähe. Schwäne leben in einer eheähnlichen Gemeinschaft und sind sich meist ein Leben lang treu. Verlieben sie sich einmal, scheint es für immer zu sein.

Ich erinnere mich da an einen schwarzen Schwan, der sich in einen weißen Schwan verliebte, welcher aber leider ein Tretboot war. Der schwarze Schwan verteidigte das Tretboot, verfolgte es überallhin und wartete geduldig die Winterpause ab bis zum Wiedersehen. Mehrmals wurde im TV davon berichtet.

Beziehungsdialekt „Rituale“

Das Seepferdchen

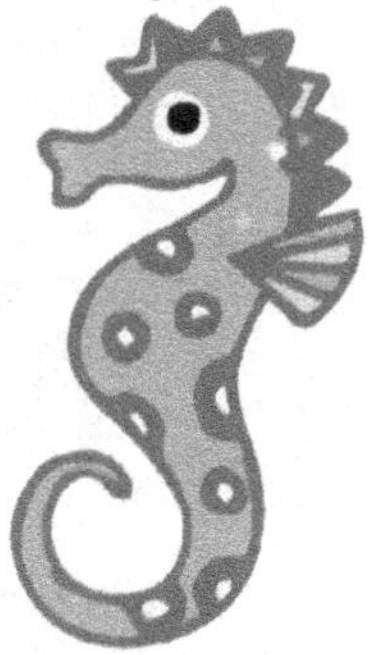

Illustration: stef1377-pixabay.com

Rituale stehen für diesen Menschen an erster Stelle. Sie geben ihm nicht nur Halt und ein Gefühl der Geborgenheit, sondern sie fühlen sich dadurch geliebt. Bestimmte Abläufe und feste Termine sind wertvoll und stabilisieren die Liebe. So ist es für diesen Menschen zum Beispiel wichtig, an Weihnachten alle geliebten Menschen um sich zu haben. Jahrestage werden gerne gefeiert. Auch Geburtstage haben meist einen bestimmten Ablauf, vielleicht auch mit einem bestimmten Personenkreis. Wenn man öfter an einen bestimmten Ort für einen Urlaub oder Kurztrip fährt, dann hat dieser Mensch meist auch dort eine ganz bestimmte Stelle, die er dann unbedingt besuchen möchte - und am liebsten natürlich mit dem Partner. Sollte der Partner zu Weihnachten nicht anwesend sein oder den Jahres-(Hochzeits-)tag vergessen, kann es sein, dass dieser Mensch beginnt an der Liebe zu zweifeln.

Hier habe ich das Bild des Seepferdchens gewählt. Sie sind zwar ebenso treu wie die Schwäne, doch ganz charakteristisch ist zusätzlich die

Wichtigkeit der Rituale. Jeden Morgen findet ein Begrüßungsritual statt, das dazu dient, die Bindung zwischen den Partnern zu verstärken. Meist schwimmt das Weibchen zum Männchen und fordert es zum Tanz auf. Es greift mit dem Schwanz das Pflanzenteil, an dem sich das Männchen festhält, und beide drehen sich um den Pflanzenstängel. Zum Schluss fassen sie sich gegenseitig am Schwanz und schwimmen gemeinsam in ihrem Revier umher.

Beziehungsdialekt „Freiheit“

Der Albatros

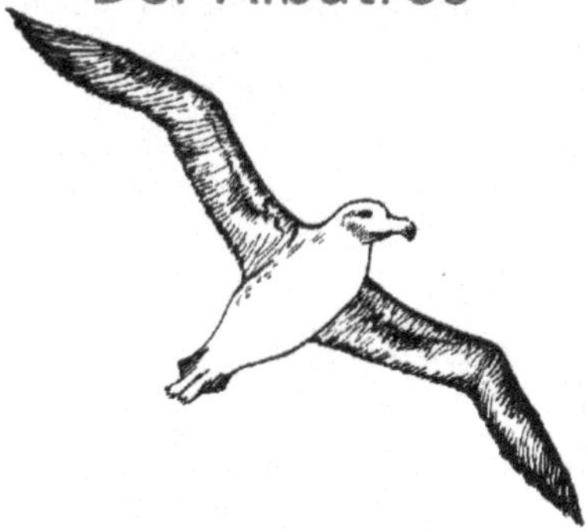

Illustration: Nemo-pixabay.com

Diese Beziehungstypen hassen es, wenn man an ihnen klammert. Sie brauchen viel Toleranz und Freiheit. In Partnerschaften ist es sehr wichtig, dass jeder sein eigenes Leben führen kann. In Freundschaften kann es sein, dass dieser Mensch lange Zeit nichts von sich hören lässt - das hat nichts mit dem Wert der Freundschaft oder der Zuneigung dieser Person zu tun. Er braucht einfach nur viel Freiraum und macht sein eigenes Ding. Es kann sein, dass dieser Mensch viel unterwegs ist, Fernbeziehungen führt oder ein Hansdampf in allen Gassen ist. Das bedeutet allerdings nicht, dass er untreu ist. Im Gegenteil, für diesen Menschen ist es wichtig, dass der Partner seine Freiheitsliebe akzeptiert und ihn nicht verändern möchte. Dann kommt er immer wieder gerne nach Hause zurück. Denn für ihn ist der größte Liebesbeweis das Loslassen-können. Die Albatrosse sind ähnlich freiheitsliebend. Sie führen Distanz-Ehen und treffen sich nur alle zwei Jahre zum Paaren. Interessanterweise finden sich die Paare trotz jeder Entfernung immer wieder. Wie ein inneres Navigationssystem funktioniert die Anziehungskraft zum Partner.

Beziehungsdialekt „Fairness und Ehrlichkeit“

Das Kapuzineräffchen

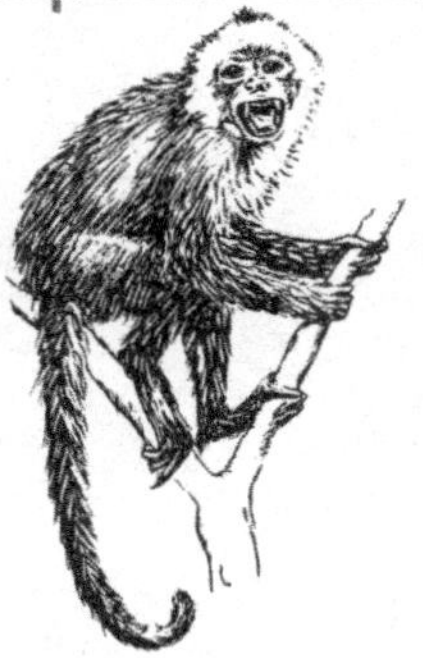

Illustration: stef1377-pixabay.com

Diese Menschen fühlen sich geliebt, wenn man ihnen so viel Vertrauen schenkt, dass man hundertprozentig ehrlich zu ihnen ist. Ehrlichkeit ist für diese Beziehungstypen das größte Geschenk und ein wundervoller Liebesbeweis. Er ist in fast allen Situationen sehr fair und aufrichtig und das erwartet er auch von anderen. Es macht ihm nichts, wenn die Ehrlichkeit dazu führt, dass er die Schattenseiten seines Gegenübers kennenlernt. Das kann ihn nicht erschüttern, im Gegenteil. Für viele Menschen, die auf ein Kapuzineräffchen-Gegenüber stoßen, ist dies eine völlig neue Erfahrung. Es kann sich anfangs so anfühlen, als würde der andere gnadenlos seinen Finger in der Wunde drehen bis man an dem Punkt ist, ihm die volle Wahrheit an den Kopf zu schmeißen. Alle anderen Typen würde das verschrecken, doch dem Kapuzineräffchen-Typ geht jetzt das Herz auf und er überrumpelt den anderen mit einer innigen Umarmung.

Die Kapuzineräffchen haben einen Sinn für Gerechtigkeit. Das sagt der Biologe Frans de Waal von Primatenzentrum an der Emory Universität in

Atlanta. Die Tiere protestieren, wenn unterschiedliche Belohnungen für die gleiche Aufgabe verteilt werden. Dieses Verhalten legen auch Wölfe an den Tag, wenn es darum geht darauf zu achten, dass das Fressen an junge und ältere Wölfe gerecht verteilt wird. Ich fand die Äffchen hier nur putziger.

Beziehungsdialekt „Zeit, Vertrauen zu fassen"

Das Reh

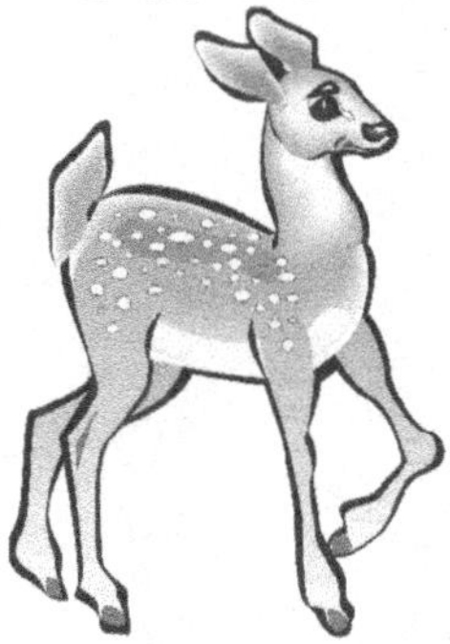

Illustration: Nemo-pixabay.com

Bei diesem Menschen haben wir es mit einer sehr introvertierten, schüchternen und zurückgezogenen Person zu tun. Meist hat dieser Mensch schon viele Verletzungen und Enttäuschungen erlebt. Heute ist er in Beziehungen sehr vorsichtig und tut sich durchaus damit schwer, Gefühle zu zeigen. Wenn man ihm viel Zeit lässt, Vertrauen zu fassen, ist das der größte Liebesbeweis für diesen Menschen. Dann fühlt er sich geliebt und kann sich öffnen. Es ist wichtig, ihm die Führung zu überlassen und ihn den ersten Schritt machen zu lassen. Er wird es Dir danken. Mit ständigem Nachfragen, Bohren, Druck und Quengeln vertreibt man den Rehtyp – und das meist für immer. Er wird einen großen Bogen um Dich machen.

Das Reh dürfte für diese Menschen das passende Bild sein. Es gibt kaum ein scheueres Tier, das so schnell die Flucht ergreift. In der gewohnten Lebensumgebung (im Rudel) fühlt es sich wohl, geborgen und geschützt. Es braucht sehr viel Zeit, Ruhe und Geduld eine Beziehung zu einem einzelnen Wesen aufzubauen. Noch mehr Verständnis und Geduld braucht es, wenn dieses verletzt ist. Es kann kaum verstehen, dass man ihm helfen will und sieht jede Annäherung als potenzielle Gefahr an. Nicht umsonst werden Rehe auch als Fluchttiere bezeichnet.

Bei der Besprechung dieser unterschiedlichen Beziehungstierchen mit einer lieben Freundin hat sie mich noch auf folgende weitere Arten hingewiesen:

Die Elefantenmaus

Ein Elefantenmauspärchen lebt in zwei getrennten Behausungen. Jede hat seinen eigenen Wohnraum, gegenseitige Besuche sind erlaubt und erwünscht. Hier hätten wir also eine ganz unkonventionelle (vielleicht moderne) Beziehung. Die Liebe funktioniert gut, wenn jeder sein eigenes Reich, sein eigenes Territorium hat. Zusammenleben funktioniert nicht und lässt die Liebe eingehen.

Der Biber und das Wildschwein

Biber sind Familientiere (-menschen). Sie leben im Familienverbund und ganz eng beieinander. Für den Biber ist es wichtig, dass die Familie direkt nebenan wohnt. Hast Du einen Biber zum Partner, solltest Du Dich damit abfinden, dass Deine Schwiegereltern, Schwägerinnen und Schwager im selben Wohnblock oder in derselben Straße (oder in einem Mehrgenerationen-Haus) wohnen und jederzeit zu Besuch kommen könnten.

Beim Wildschwein, das auch in Rotten lebt, ist es noch extremer. Wildschweinrotten haben einen eigenen Dialekt und einen eigenen Geruch. Neulinge haben es sehr schwer – manchmal ist es sogar unmöglich – in der Gruppe angenommen und aufgenommen zu werden. Doch ist man einmal drin, gehört man im wahrsten Sinne mit Haut, Haar und Geruch dazu.

Zusammenfassung

Wie Du sicher schon bemerkt hast, sprechen wir nicht nur den einen oder den anderen Dialekt, sondern wir sind eine Kombination aus einigen Bereichen. Meist gibt es einen Hauptaspekt, gepaart mit zwei oder drei weiteren Bereichen. Wenn Du für Dich herausfindest, welchen Dialekt Du sprichst, kannst Du Dich Deinen Freunden, Bezugspersonen und Deinem Partner viel besser mitteilen. Wenn Du dann auch noch herausfindest, welchen Dialekt Dein Gegenüber spricht, wird die Beziehung automatisch harmonischer. Das gilt nicht nur im nahen Bezugskreis, sondern auch für Kollegen, Chefs oder Geschäftspartner. Solltest Du Dich in einer Partnerschaft befinden, findet doch gemeinsam heraus, wer von Euch welchen Dialekt spricht. Was glaubt der andere, wann man sich geliebt und anerkannt fühlt? Achtet beide darauf, was der andere von sich zeigt und geht darauf ein.

Bei diesem Kapitel habe ich mich von einem wundervollen Buch inspirieren lassen. In dem Buch „Die Begegnung“ von Andrew Andrews findest Du im Rahmen einer wundervollen Erzählung Hund, Katze, Kanarienvogel und Goldfisch wieder. Durch meine Onlinevorträge habe ich erfahren, dass es ein Buch gibt, das Gary Chapman geschrieben hat und „Die 5 Sprachen der Liebe“ heißt. Dieses Buch habe ich allerdings nicht gelesen - das sollte ich wohl unbedingt noch nachholen.
(Weitere Eckdaten: siehe Bibliografie)

Das Leben ist mehr als eine Pralinenschachtel.
Es ist eine Wundertüte, in der viel
Überraschenderes steckt als Pralinen.
(Ilka Plassmeier)

KAPITEL 6
Seelenbegegnungen

In diesem Kapitel werden wir uns mit den folgenden Themen beschäftigen: Seelenverwandtschaft, Seelenpartner, Zwillingsseele, Dualseele und dem verlorenen Zwilling.

In meiner Praxis werde ich immer wieder auf diese Themen angesprochen, denn viele sind auf der Suche nach ihrer Zwillings-/Dualseele. Gleichwohl wissen viele gar nicht wirklich, worum es dabei genau geht, welche Unterschiede es gibt, welche Auswirkungen diese Seelenbegegnungen für die Person selbst bedeuten und ob sie wirklich die Dualseele suchen. Es kann nämlich auch sein, dass die Suche einem ganz anderen Puzzlestück gilt, wie beispielsweise dem verlorenen Zwilling oder gar einem eigenen Seelenanteil. Eine wirkliche Dualseele wird in der Regel nicht gesucht, sondern der Weg dieser beiden Seelen führt sie zusammen.

Bist Du auf der Suche nach einer tiefen, erfüllenden und verschmelzenden Partnerschaft, die sich wie eins anfühlen kann, handelt es sich dabei wohl eher nicht um die Suche nach der Dualseele. Wenn Du auf dieser Tiefensuche bist, dann überlege Dir, was Dir selbst fehlt, das der ideale Partner haben sollte. Sobald Du dieses Potenzial selbst entwickelt hast, wird sich durch die Anziehungskraft ein entsprechender Partner finden. Solltest Du eine romantische Vorstellung von der Beziehung (oder auch nur Begegnung) mit deiner Zwillings-/Dualseele haben, dann lies am besten gar nicht weiter! Diese romantische Vorstellung werde ich leider wie eine Seifenblase zerplatzen lassen müssen. Seiner Dualseele zu begegnen steht in der Regel für Wachstumsschmerzen und die klare Aufforderung: Entwickle Dich!

Bei der Begegnung mit der Dualseele helfen die normal üblichen

Beziehungstipps wie „Herz und Kopf müssen in Einklang gebracht werden“, „Sich auf sein eigenes Wohl fokussieren - unabhängig von der Dualseele“ und „Geh mal ins Herz“ überhaupt nicht weiter. Hier haben wir es mit einer ganz außergewöhnlichen Verbindung zu tun. Oftmals ist es so, dass ein unsichtbares, festes Gummiband zwei Menschen miteinander verbindet, sobald sie sich begegnen. Es dehnt sich anschließend sofort aus und holt einen der beiden zurück, je weiter sich dieser entfernt. Das heißt: Zieht sich eine Person zurück und richtet den Fokus auf sich selbst, denkt der andere umso mehr an diesen Menschen und fordert Aufmerksamkeit. Und das Wichtigste: Bei einer Dualseelen-Begegnung muss es sich nicht um Partnerschaft handeln. Diese Verbindung gibt es zwischen den unterschiedlichsten Personen. Vieles bei dieser Verbindung hört und fühlt sich paradox an.

Die nachfolgenden Erläuterungen stellen nur einen kleinen Überblick über die Begrifflichkeiten und die Hintergründe der Seelenverbindungen dar. Ich erhebe weder Anspruch auf die Vollständigkeit noch auf die Richtigkeit für das individuelle Erleben. Bei meinen Ausführungen handelt es sich um Wissenswertes aus meiner Praxis, aus meinen Ausbildungen und vielen Büchern, die sich für mich als sehr stimmig erwiesen haben. Das eine oder andere mag vielleicht auch mein persönliches Erleben sein. Solltest Du aus Deiner Erfahrung oder Überzeugung heraus mit manchen Begrifflichkeiten oder Zuordnungen nicht einverstanden sein, ist das völlig in Ordnung. Ich bin offen für neue Sichtweisen und finde neue Wahrheiten spannend. Vielleicht besteht für Dich auch noch ein feiner Unterschied zwischen den Begriffen Zwillingsseele und Dualseele – für mich sind es zwei Wörter für eine Beschreibung. Wenn Du Dich mit der Thematik intensiver auseinandersetzen möchtest, findest Du am Ende des Buches einige Literaturempfehlungen zu den Seelenverbindungen.

Nun zu den verschiedenen Begrifflichkeiten.

Klicktypen

Die Liebe auf den ersten Blick - es hat Klick gemacht. Solche Geschichten gibt es immer wieder und vielleicht kennst Du das auch selbst. Du triffst einen wildfremden Menschen, schaust ihm in die Augen und es macht das berühmte „Klick“. Du weißt sofort: Das ist mein Partner, der Richtige. Kaum siehst Du diesen Menschen, glänzen Deine Augen und Du läufst im wahrsten Sinne des Wortes verstrahlt durch die Gegend.

Dieses „auf den ersten Blick“ hat jedoch selten etwas mit echter Liebe zu tun. Vielmehr handelt es sich meist um ein Wiedererkennen aus früheren Leben. Diesem Menschen/dieser Seele sind wir in einem (oder mehreren) früheren Leben bereits begegnet und waren mit ihm sehr verbunden. Das kann wirklich eine Liebe gewesen sein (dabei kann es sich auch um die Liebe zwischen Eltern und Kind handeln) oder auch eine andere wichtige Verbindung wie zum Beispiel zwischen einem Hilflosen und seinem Retter, eine magische Verbindung oder ein vergessenes Versprechen (Schwur, Gelübde oder auch Fluch). Geben wir uns in früheren Leben Liebesversprechen, wie zum Beispiel „auf immer und ewig“ oder „bis in alle Zeit“ usw., gilt das für die Seele über alle Inkarnationen, bis das Versprechen aufgedeckt und gelöst wird. Nicht umsonst heißt es bei einer Hochzeit: „... bis dass der Tod euch scheidet.“ Mit diesem Zusatz bleibt die Verbindung in dem entsprechenden Leben und löst sich mit dem Tod. Unsere Seele/unser Unterbewusstsein nimmt uns eben gern beim Wort. Überschwängliche Verliebtheit schlägt ein wie der Zusammenprall von zwei Planeten, weil wir im Unterbewusstsein so begeistert sind, den Menschen gefunden zu haben, mit dem wir ein bestimmtes Karma bearbeiten, erlösen und mit dem wir wachsen können. Dies bedeutet nämlich eine Stufe höher auf der Entwicklungsleiter zu steigen. Oftmals macht es bei einer Person lauter und heftiger Klick, als bei der anderen. Trotzdem lassen sich beide durchaus auf eine Beziehung ein. Meist hält die rosarote Brille in diesem Fall länger als üblich, dafür sind die Probleme und Konflikte, die im Lauf der Zeit auftauchen, schmerzhafter als bei normalen (Liebes-) Beziehungen. Sollte man keine sinnvolle Lösung der Partnerschaftskonflikte finden, helfen hier Rückführungen in die entsprechenden früheren Leben deutlich weiter.

Seelenverwandte - Seelenpartner

Seelenpartner haben nicht die spirituelle Essenz wie Zwillings- / Dualseelen, aber die gleiche Art von Karma aus früheren Leben, das einander verbindet. Hier wird auch von Seelenverwandtschaft gesprochen. Seelenpartner oder Seelenverwandte kennen wir schon aus vielen früheren Leben und den unterschiedlichsten Rollen. Wir inkarnieren als Partner, als Geschäftspartner, als Verwandte wie Eltern und Kind oder Bruder und Schwester, Opa und Enkel, Tante und Neffe usw. Jede Rolle will von jeder Seele einmal gelebt werden. Jede Perspektive soll erkannt werden. Bleibt eine Erkenntnis in irgendeiner Rolle stecken, werden wir das heute mit unserem Seelenpartner / -verwandten wieder erleben. Ist aus dem früheren Bruder-Schwester-Verhältnis noch etwas ungeklärt und treffen wir heute in einer Paar-Beziehung wieder aufeinander, ist es nachvollziehbar, dass es in der Sexualität durchaus Stillstand geben kann. Vor dem karmischen Hintergrund erscheinen diese Beziehungen, bei denen sich die Partner sehr wohl über das Bruder-Schwester-Verhältnis bewusst sind und das auch so erwähnen, in einem neuen Licht und vor allem mit einem neuen Lösungspotenzial.

Ein Beispiel aus der Praxis:

> *Ein Klient befand sich in einer unglücklichen On-off-Beziehung zu einer Frau. Über Jahre hinweg war es ein ewiges Hickhack, ein paar Monate zusammen und dann wieder ein paar Monate getrennt. Stets stritten sie sich wegen Kleinigkeiten und zwar so heftig, dass es immer wieder zu Trennungen führte. Nun wollte*

der Klient der Ursache auf den Grund gehen und ließ sich von mir in einige frühere Leben zurückführen. Dabei stellte sich genau wie oben beschrieben heraus, dass dieses Paar in den unterschiedlichsten Rollen immer wieder zusammen inkarnierte. Und jedes Mal eskalierten die Streits. Man stritt sich um das Erbe, man stritt sich um eine Geliebte, man stritt sich um das Geschäft usw. Dies ging sogar so weit, dass mein Klient sich in einem früheren Leben gemeinsam mit seiner heutigen Partnerin in der Zeit der Schwangerschaft mit der damaligen Mutter wiederfand. Hier stritten die beiden schon als Ungeborene im Mutterleib um den Platz und darum, wer überleben durfte.

In diesem Moment fiel bei meinem Klienten der Groschen: Es ging immer darum, wer der Stärkere ist, wer Recht hat, um Macht und den eigenen Platz. Nach der Rückführung sagte er sinngemäß: „Wir haben es uns so schwergemacht, dabei geht es doch gar nicht darum, wer stärker ist, wer recht hat, wer machtvoller ist. Es geht darum, die Liebe zu leben. Meine Partnerin darf ruhig recht behalten, das ist jetzt nicht mehr wichtig. Es geht nicht mehr um Kampf, sondern um Gefühle."

Genau diese Erkenntnis brauchte es, damit beide die inneren Waffen ablegen konnten und Frieden in die Beziehung einkehrte. Die beiden sind heute ein verheiratetes, glückliches Paar mit zwei wundervollen Kindern.

Zwillingsseele/Dualseele

Zwillingsseelen, auch Dualseelen genannt, haben den gleichen spirituellen Ursprung, d.h. sie kommen aus einer (Seelen-)Essenz. Stell Dir einen Wassertropfen vor, der für diese spirituelle Essenz steht. Die Dualseelen spalten sich nun in zwei Teile, zum einen in die männliche und zum anderen in die weibliche Polarität (nicht auf das menschliche

Geschlecht bezogen). Es werden somit aus nur einem großen Wassertropfen zwei kleine Tröpfchen – von geringerem Ausmaß, doch in sich vollkommen. Beide durchlaufen unterschiedliche Inkarnationen als Mann und als Frau. Zwillingsseelen sind wie zwei identische Schneeflocken, die eigentlich alle unterschiedlich sind. Das Ego häuft durch die Trennung der beiden Anteile meistens Groll, Ärger, Misstrauen, Neugier, Angst, Perfektion, Stolz etc. an. Außerdem entwickeln sich die zwei Polaritäten. So trennt es uns noch mehr von der Dualseele und beschert gleichzeitig wieder negatives Karma.

Wir finden die Dualseelen-Thematik sogar in der Religion. Schon Adam und Eva symbolisieren Zwillingsseelen, die einem Geist entsprungen sind. Aus Ungehorsam, Rebellion gegen kosmische Gesetze sind sie aus dem Paradies geflogen. Auch in der Kunst finden wir viele Beispiele für Geschichten von Zwillingsseelen, zum Beispiel Madame Butterfly. Hier haben wir Zwillingsseelen in kräftiger Polarität. Ein amerikanischer Leutnant heiratet eine fünfzehnjährige Japanerin. Die kulturelle Kluft zeigt die Polarität und daraus resultiert der unbändige Trennungsschmerz. Durch Ehrgeiz, kulturelle Arroganz und selbstsüchtige Wünsche tauscht der amerikanische Leutnant seine japanische gegen eine amerikanische Ehefrau. Die Japanerin wartet sehnsüchtig auf ihn und nimmt sich schließlich aus Enttäuschung seines Im-Stich-Lassens das Leben. Weitere Beispiele aus der Literatur sind „Romeo und Julia" (Tragödie von William Shakespeare) sowie Scarlett O´Hara und Rhett Butler aus „Vom Winde verweht" (Roman von Margaret Mitchell). Das Taj Mahal ist ein Symbol für die Liebe zwischen Zwillingsseelen. Der Großmogul Shah Jahan ließ ihn zum Gedenken an seine im Jahre 1631 verstorbene Hauptfrau Mumtaz Mahal (Arjumand Banu Begum) erbauen. Er huldigte mit dem Grab seiner Frau.

Platon formulierte es in seinem „Symposium" einmal wie folgt und forderte die Philosophen Athens zu einer tiefgründigen Diskussion über Eros und Liebe auf:

„Aus dem Mythos des Aristophanes vom Kugelmenschen:

Ferner war damals die ganze Gestaltung des Menschen rund, indem Rücken und Seiten im Kreise herumliefen, und ein jeder hatte vier Hände und ebenso viele Füße und zwei einander durchaus ähnliche Gesichter[...] man ging aber nicht nur aufrecht wie jetzt, sondern, wenn man recht schnell fortzukommen beabsichtigte, dann bewegte man sich, wie die Radschlagenden [...] schnell im Kreise fort [...] Sie waren daher auch von gewaltiger Kraft und Stärke und gingen mit hohen Gedanken um [...] Zeus nun und die übrigen Götter hielten Rat, was sie mit ihnen anfangen sollten. Endlich nach langer Überlegung sprach Zeus: ‚Ich glaube ein Mittel gefunden zu haben, wie die Menschen erhalten bleiben können und doch ihrem Übermut Einhalt geschieht. Ich will nämlich jetzt jeden von ihnen in zwei Hälften zerschneiden und so werden sie zugleich schwächer und uns nützlicher werden, weil dadurch ihre Zahl vergrößert wird.'

Nachdem er das gesagt, schnitt er die Menschen entzwei, wie wenn man Beeren zerschneidet, um sie einzumachen. Als nun so ihr Körper in zwei Teile zerschnitten war, da trat jede Hälfte mit sehnsüchtigem Verlangen an ihre anderer Hälfte heran, und sie schlangen die Arme umeinander und hielten sich umfasst, voller Begierde, wieder zusammenzuwachsen, und so starben sie vor Hunger und Vernachlässigung.

Da erbarmte sich Zeus und erfand einen andern Ausweg, indem er ihnen die Geschlechtsglieder nach vorne versetzte, zu dem Zwecke, dass, wenn dabei ein Mann auf ein Weib träfe, sie in der Umarmung zugleich erzeugten und so die Gattung fortgepflanzt würde.

Seit so langer Zeit ist demnach die Liebe zueinander den Menschen eingeboren und sucht die alte Natur zurückzuführen und aus zweien eins zu machen. Daher sucht denn jeder beständig seine andere Hälfte."
(gefunden auf: http://www.ev-akademie-thueringen.de/Akademie/projekte/index.php?we_objectID=232 Ev. Akademie Thüringen)

Dieser Text ist für mich noch viel tiefgründiger als an der Oberfläche von Eros und Liebe zu verweilen. Für mich ist dies auch eine gute und vor allem sehr alte Beschreibung der Dualseelen-Thematik (Zwillingsseelen). Es beschreibt und erklärt den Gemütszustand und das Dilemma, wenn sich zwei Dualseelen begegnen. Über die Jahrhunderte erlangte diese Erzählung den Status eines Mythos oder auch Märchens. Sie vermittelt bildhaft eine tiefgehende Lebenswahrheit (alles ist miteinander verbunden – alles ist eins).

Von der Dualseele gefunden zu werden bedeutet aber nicht, dass nun der Himmel auf Erden stattfindet. Leider ist in der Regel das Gegenteil der Fall. Der Kontakt zur Zwillingsseele bringt nicht das Paradies mit sich, sondern harte Karmaarbeit, Konfrontation mit den eigenen massiven Widerständen auf allen Ebenen (natürlich projiziert und angetriggert durch die Zwillingsseele). Der menschliche Verstand wehrt sich mit Händen und Füßen mit dem Argument, dass er doch bisher auch alles im Leben gelenkt, geplant und kontrolliert habe. Das funktioniert nun nicht mehr. Durch den Zwillingsseelen-Kontakt merken wir, dass dies eine Illusion ist und es dämmert uns, dass nun ein schmerzhaftes Abschleifen alter Ansichten, Verhaltensmuster und Emotionen ansteht. Ein Teil der Aufgabe wird es sein, dass der Herzmensch (die eine Polarität, der Gefühlsmensch, der Loslasser) mit der Kopfebene konfrontiert wird und sich auf den Verstand einlassen soll. Der Kopfmensch wiederum (die andere Polarität, der sogenannte Gefühlsklärer oder Gefühlsflüchter) wird nun mit Gefühlen konfrontiert ohne ausweichen zu können und soll sich neu ausrichten, indem er ins Herz geht. Beide werden sich mit Händen und Füßen gegen diese Aufgabe auf ihre Art und Weise sträuben und suchen verzweifelt nach einem Weg, das Gegenüber doch von der eigenen Seite zu überzeugen.

Die vielen früheren Leben sollen nicht wieder die ursprüngliche gemeinsame Ur-Seele herbeiführen, nicht in diesem Sinne wieder miteinander verschmelzen. Wo wäre dann die Entwicklung? Beide Seelen sollen jede für sich „ganz" werden und dann miteinander zu einer höheren Einheit bzw. Partnerschaft verschmelzen (das hört sich jetzt sehr esoterisch an). Also nicht zwei halbe (Paradies-)Äpfel sollen wieder ein ganzer werden, sondern zwei ganz gewordene Äpfel zu einem viel höheren neuen Apfel der Liebe verschmelzen. Die beiden Dualseelen müssen jeder für sich zu einer höheren Ebene wachsen. Der Kontakt zur Zwillingsseele konfrontiert den Menschen mit der Möglichkeit der bedingungslosen Liebe. Der Mensch ahnt, dass er hier einer Seele gegenübersteht, mit der er zutiefst in Liebe verbunden ist. Doch dafür gibt es vom Kopf her überhaupt keinen Grund, denn diese Verbindung ist mehr leidvoll als glücklich. Aus rein menschlicher Sicht ist dieser Kontakt völlig sinn-los und un-logisch. Das Ego beginnt zu ahnen: Jetzt wird es ernst, mir geht es an den Kragen.

Die Dualseele, von der Du gefunden wirst, ist für Dich der ultimative spirituelle Lehrer. Und er passt so überhaupt nicht in Deine Vorstellungen von einem Partner, Freund oder Bekannten. Nichts macht Deine Dualseele vom Kopf her anziehend (wenige Ausnahmen bestätigen die Regel). Im Gegenteil - meist ist sie eher unpassend und geht eigentlich gar nicht. Hier wird der Weg der seelischen Extreme beschritten. Dualseelen haben eine Vergangenheit, meistenteils eine recht dunkle über viele Inkarnationen hinweg. Sie sind uralte Seelen und haben ihren Ursprung im All-Eins. Sie haben hier etwas zu erledigen und werden immer wieder in diese Spur gebracht und zwar mit allen Mitteln. Manche spirituellen Therapeuten, Coaches und Energiearbeiter sind der Überzeugung, dass Dualseelen, wenn sie aufeinandertreffen und ihre Themen erlösen, dabei einen Weg bahnen für all diejenigen Seelen, die noch folgen werden.

Durch anderweitige Partner, Familie, den eigenen Ehrgeiz oder Stolz wird die Verbindung erschwert oder gar verhindert. Manchmal verbietet der Beruf oder die Lebenssituation eine Heirat oder Verbindung. Mit der Dualseele ist nicht alles rosig. Sie verkörpert (und ersetzt) nicht die stoffliche Familie (Vater, Bruder, Sohn, Onkel - aus Sicht der Frau). Eine Verbindung mit der Zwillingsseele einzugehen bedeutet nicht zwangsläufig Sexualität, Partnerschaft und Liebe, sondern Verbindung in allen Bereichen. Es können ein einundzwanzigjähriger Mann und eine siebzigjährige Frau sein, die weder heiraten noch Sex haben, aber eine sehr treue, tiefe und innige Freundschaft pflegen. Das unterscheidet die Zwillingsseele von den Klicktypen und Seelenpartnern. Vom Klicktyp geht eine magische, magnetische Anziehungskraft aus. Schwindet hier die Liebe, wird daraus Abhängigkeit. Mit Klicktypen oder Seelenpartnern ist der Wunsch nach einer Partnerschaft inklusive Sexualität gegeben (Ausnahme: Seelenverwandtschaft im Heute, wie zum Beispiel eine gute Freundin, die sich wie eine Schwester anfühlt). Bei einer Dualseele vergeht die Liebe nicht, egal was passiert. Wenn es uns nicht gelingt, unser negatives Karma (unbewusste Schuldgefühle und Blockaden) zu überwinden, werden wir nur schwerlich in der Lage sein, wahres Glück zu erleben, ganz gleich, ob wir unsere Dualseele finden oder nicht.

Unsere Emotionen machen es uns nicht ganz leicht, einen Seelenpartner von einer Dualseele zu unterscheiden. Die Dualseele ist in der Regel kein Familienmitglied und auch kein Beziehungspartner (auch wenn der Romantiker in uns das gern hätte). Es ist eher selten, dass sich Dualseelen als Partner finden. Alle Merkmale zum Erkennen einer Dualseele können auch bei starken karmischen Verbindungen mit Seelenpartnern auftauchen:

- Ungewöhnliche Zufälle oder Schicksale führen zusammen (man lernt sich nicht über Freunde oder über eine Partnervermittlung kennen).
- Fast immer besteht eine übersinnliche, telepathische Verbindung zueinander.
- In den Augen des anderen finden wir etwas schwer zu Definierendes, Vertrautes, Berührendes.
- Meist sehr deutlich erkennen wir die Dualseele an den Auswirkungen auf das eigene Gefühlsleben. Dieser Mensch schafft es, uns mit einer kleinen Mimikregung in den Himmel zu heben oder in die Hölle zu werfen. Doch meist fühlt es sich beängstigend wie ein Erdbeben an, was dort emotional passiert. Und diese Gefühle nehmen plötzlich unsagbar viel Raum im Leben ein, so wie wir es bisher noch nicht erlebt haben.
- Oft kommen auch Erinnerungen an frühere Leben hoch oder wir haben ein Déjà-vu mit diesem Menschen.

Sind Zwillingsseelen zusammen, besitzen sie eine Ausstrahlung und ein Charisma, das beide einzeln nicht haben. Das wirkt sich zum Beispiel auch auf den beruflichen Erfolg aus. Ein Beispiel: Ein Schauspieler allein hat nur mäßigen Erfolg - beide Dualseelen zusammen sind aber Kassenschlager. Alter und Konventionen spielen keine Rolle. Sie lieben sich. Auch wenn wir unsere Dualseele kennen und Kontakt mit ihr haben, bedeutet es nicht, dass wir mit ihr eine Partnerschaft führen oder überhaupt zusammen bleiben. Im Streit können sich die Seelen aus Eitelkeit oder Stolz unglaublich verletzen, abwenden und andere Partner suchen. Die Liebe ist tief, aber genauso auch die Verletzung durch den anderen oder sogar die Erpressung des anderen.

Die Begegnung mit der Zwillingsseele wird von unserem Höheren Selbst angestoßen. Die Seele und auch diese Liebe sind nicht über die Körperlichkeit zu finden. Erst wenn die Seele/n spirituell reif ist/sind, das Karma mit der Zwillingsseele aufzulösen, und wenn es die Lebenspläne vorsehen, ist ein Zusammentreffen möglich. Du kannst lediglich bereit sein und Dein Bestes tun, um Dich bis dahin zu entwickeln. Durch die bisherigen (damals noch unbewussten) Inkarnationen haben Dualseelen heute viel Karma mit kräftigen Stolpersteinen aufzuarbeiten und aufzulösen. Karmische Verbindungen lassen nicht frei, sondern binden. Zwillingsseelen wollen aber Freiheit und genau hier liegt das Drama.

Manchmal können Freude und Depression, die aus unerklärlichen Gründen empfunden werden, Schwingungsbilder der zweiten Hälfte (der Dualseele) sein. Daher ist es wichtig, sich selbst immer positiv zu stimmen. So helfen wir nicht nur uns selbst, die eigene Schwingung positiv zu halten, sondern unsere mögliche Zwillingsseele profitiert ebenfalls davon. Die meist vermuteten Zwillingsseelen, die sich durch menschliche Liebeserfahrungen, übereinstimmende Persönlichkeitsmerkmale oder die Astrologie etc. gefunden haben, sind in Wahrheit „nur" Seelenpartner, Seelenverwandte oder Klicktypen. Diese Verbindungen haben aber nicht die Tiefe des Kerns einer Dualseele. Die Zwillingsseele kommt im Guten wie im Bösen nicht wieder auseinander. Astrologen können eine Zwillingsseele nicht erkennen. Oft kollidieren die Horoskope sogar und Astrologen raten von der Verbindung ab. Doch die Liebe und die Anziehungskraft überwindet alles.

Nicht jeder Mensch hat diese Begegnung und diesen sich anschließenden gnadenlosen Weg auf seinem Lebensplan. Auch ohne Dualseelen-Begegnung gibt es viel Karma aufzuarbeiten, viel Liebe zu erfahren, zu geben und zu nehmen und der Weg der spirituellen Entwicklung ist nicht minder aufregend. Die Sehnsucht nach der Dualseele ist in Wahrheit die Sehnsucht nach der eigenen Ganzheit. Es ist die Sehnsucht nach der bewussten Verschmelzung der Seele mit dem Göttlichen.

Wer glaubt, er oder sie brauche einen anderen Menschen, um ein glückliches Leben zu führen, wird immer weiter leiden bis zu dem Tag der Erkenntnis, dass alles, was wir brauchen, bereits in uns selbst vorhanden ist. Uns fehlt nichts im Außen, uns fehlt lediglich die Erinnerung daran, wer wir in Wahrheit sind und dass wir bereits alles zur Verfügung haben. Dies gilt für alle Menschen, mit oder ohne Dualseelen-Begegnung. Wir selbst beinhalten die Verbindung zur Dualenergie, zur Quelle, zum Göttlichen. Der Mensch im Außen öffnet uns lediglich die Tür, um uns zu zeigen, wer und wie wir wirklich sind.

Der verlorene Zwilling

Die Thematik des verlorenen Zwillings kann sich erheblich auf Partnerschaften auswirken. Sollte Dir dieser Aspekt bisher noch nicht bekannt sein, folgen hier einige Erläuterungen:

Die Natur sichert sich immer den Fortbestand seiner Art. Aus dem Tierreich kennen wir viele Mehrlingsgeburten. Der menschliche Körper ist allerdings eher für Einzelschwangerschaften und Einzelgeburten ausgelegt. Und doch geht die Natur dann und wann auf Nummer sicher. Bis in die 70er- oder 80er-Jahre war das „Phänomen" des verlorenen Zwillings weitgehend unbekannt. Auch wenn es bei Geburten einzelner Kinder bisweilen Hinweise darauf gab, dass es möglicherweise einen Zwilling im Laufe der Schwangerschaft gegeben hatte, wurde dies der Mutter nur in den seltensten Fällen mitgeteilt. Hier und da geisterten unfassbare Geschichten umher, dass bei Operationen im Erwachsenenalter kleine Knochen im Körper eines Menschen gefunden wurden, die auf einen eingewachsenen Zwilling hindeuteten. Doch wurde dies als Schauergeschichte abgetan und nur wenige glaubten daran.

Die moderne Wissenschaft mit ihren Untersuchungsmöglichkeiten (gerade die Niederlande sind hier führend) und inzwischen hervorragenden Ultraschallgeräten hat aber in den letzten zehn bis fünfzehn Jahren Verblüffendes festgestellt: Laut Schätzungen der gynäkologischen Untersuchungen sind zwischen 30 und 50 Prozent ALLER Schwangerschaften Mehrlingsschwangerschaften. Das ist eine unglaublich große Zahl angesichts dessen, dass nur ca. 10 Prozent aller Geburten tatsächlich Mehrlingsgeburten sind. Also was passiert mit den „restlichen" Mehrlingsschwangerschaften? Irrtümer der Wissenschaft? Nein. Es gibt verschiedene Gründe, warum der Zwilling nicht geboren wird. Manchmal hat die Mutter vielleicht noch Zwischenblutungen, mit denen der schwächere Zwilling abgeht. Manche Embryonen entwickeln sich nicht weiter und sterben einfach ab. Sie verkapseln sich und gehen in der Regel mit der Nachgeburt als undefinierbarer Zellklumpen ab.

In den seltensten Fällen trägt das geborene Kind diese Verkapselung in sich. Und noch seltener geht der Zwilling durch einen Abtreibungsversuch der Mutter verloren.

Aus Sicht der Natur kann man sagen: Es wird sichergestellt, dass mindestens ein Kind überlebt und somit die Art erhalten bleibt. Aber wie sieht das aus seelischer Sicht aus? Die Seele hat sich vor der Zeugung die Eltern ausgesucht. Was ist mit dem Zwilling? War das geplant? Oder war es ein Versehen? Drängelten sich mehrere Seelen um gerade diese Eltern? Haben sie sich das auch so ausgesucht?

Die Astrologischen Symbolaufstellungen haben gezeigt: Ja, sie haben es sich so ausgesucht. In ca. 85 Prozent der Aufstellungen, in denen der verlorene Zwilling auftauchte, stellte sich heraus, dass der Aufsteller/Klient (der ja geboren wurde) sich ohne den „Begleitschutz" des Zwillings nicht getraut hätte zu inkarnieren. Das ist immer wieder verblüffend. Es bedeutet, dass die als Zwillinge gezeugten Seelen schon vor ihrer Zeugung Kontakt hatten. Sie suchen sich die Eltern gemeinsam aus und zwar nach den Bedürfnissen, Zielen und Entwicklungsmöglichkeiten des überlebenden Kindes. Der verlorene Zwilling ist sehr oft sozusagen der Bodyguard oder die Starthilfe. Gemeinsam vereinbaren sie, zusammen gezeugt zu werden, dass sich aber der verlorene Zwilling nach einer gewissen Zeit wieder verabschieden wird. So weit, so gut.

Mit dem Eintritt in die Polarität und Stofflichkeit aber entwickelt sich das Ego – also direkt mit der Zeugung. Die übergeordnete seelische Liebe verliert an Realität und das Loslassen wird schwierig. Nun sind zwei Seelchen in der Gebärmutter stofflich geworden. Meist verstehen sie sich gut und halten einander. Doch ein Zwilling erinnert sich an die Vereinbarung und verabschiedet sich. Das bedeutet jedoch für das überlebende Kind einen ultimativen Verlust, da es sich in der Stofflichkeit und in der Polarität mit einem heranwachsenden Ego befindet und die Seelenabsprache verdrängt/vergisst. Nun kommen völlig unbewusste Gedanken hoch: Warum er und nicht ich? Wieso darf ich leben und er musste gehen? Eine Überlebensschuld kann sich breitmachen. Und vielleicht nimmt das Kind sich hier schon vor: „Ich werde für zwei leben. Ich werde mich so anstrengen, gut und lieb sein, damit ich meinen Zwilling bald wiedersehe. Ich werde dich immer suchen. So nah wie du, wird mir niemand mehr sein. Ich bin dazu da, damit mein Geschwisterchen durch mich weiterleben kann (Workaholic bis zum Burnout, Partnerschaftsprobleme). Ich bin überhaupt nichts wert. Ich werde immer verlassen werden (Selbstwertthema und Partnerschafts-probleme). Ich werde dich immer suchen. Niemand kann dich ersetzen, ich werde für immer allein sein..." - die Auswirkungen sind vielfältig.

Ähnlich vielfältig sind die unbewussten Symptome, die sich im späteren Alltags- und Erwachsenenleben zeigen können: Man kauft Dinge gern im Doppelpack. Wenn ein liebgewonnenes, einmaliges Originalteil verloren oder kaputt geht, trauert man dem unendlich lang hinterher. Der Vorratskeller ist rappelvoll, obwohl man als Single lebt. Wenn man verreist, nimmt man den ganzen Kleiderschrank mit (nicht das typische Frauenklischee bitte). Man kann unter zwanghaftem Heimweh leiden – schließlich kann es ja sein, dass der Zwilling gerade dann wieder auftaucht, wenn man im Urlaub ist und ihn verpassen könnte. Beziehungsprobleme können sich ergeben: Entweder wartet man ständig auf den Traumprinzen oder die Traumprinzessin (niemand ist gut genug, weil niemand die Seelenstruktur des Zwillings aufweisen kann), man klammert total und erdrückt den Partner (aus Angst wieder die „bessere" Hälfte zu verlieren) oder man kann sich gar nicht einlassen (Nähe bedeutet möglicherweise Tod und Verlust).

Das ausgeprägteste Symptom in der heutigen Zeit ist aber tatsächlich, dass man für zwei zu leben versucht. Das zeigt sich in der Regel im Beruf. Man arbeitet für zwei oder sogar drei. Man leistet und leistet und vergisst dabei die Lebensfreude – denn die hat man nicht verdient, es musste jemand gehen, damit man überhaupt leben kann. Die Überlebensschuld drückt so sehr, dass man sehr hart zu sich selbst wird. Dieses „Für-zwei-Leben" wirkt sich natürlich auch auf Paar-Beziehungen aus. Der Partner eines überlebenden Zwillings wird feststellen, dass er selten den Ansprüchen gerecht werden kann. Unbewusst wird der verlorene Zwilling idealisiert und dieses vollkommene Bild auf den Partner projiziert, was jedoch unerreichbar ist und bleiben wird. Außerdem ist der überlebende Zwilling vielfältig beschäftigt und abgelenkt. Wenn er nicht gerade vollkommen klammert, wird er ein freiheitsliebender Mensch sein, der 1001 Beschäftigung nachgeht und kaum zur Ruhe kommt.

Doch dabei wird das Entscheidendste überhaupt vergessen: Der verlorene Zwilling ist nur für ein paar Wochen inkarniert, damit der Mensch überhaupt zur Welt kommt. Der Zwilling möchte, dass der Mensch lebt und genießt und seine persönliche Entwicklung vorantreibt, und zwar allein und aus eigener Kraft mit erfüllenden Partnerschaften – nur das war das Ziel. Doch alles ist so tief verdrängt, dass man sich kaum dem Thema nähern kann. Im Rahmen einer Astrologischen Symbolaufstellung haben wir den feinstofflichen Körper, die Seele des Zwillings anwesend und können nun direkt fragen. Bei Partnerschaftsproblemen stellt sich oft heraus, dass der überlebende Zwilling (Klient) unbewusst völlig fixiert auf den verlorenen Zwilling ist. Da ist kein Raum übrig für einen Partner. Oder der verlorene Zwilling und der Partner tauschen den Platz, so liegt eine unbewusste Verwechslung vor.

Doch es gibt außer dem oben beschriebenen Begleitschutz auch noch andere Situationen. Ab und an kommt es vor, dass die Zwillinge tatsächlich in Konkurrenz stehen. Dass es zu eng ist, dass es Machtkämpfe gibt. Auch das ist kein Zufall. Hierfür gibt es unterschiedliche Gründe. Manchmal liegt eine karmische Verbindung vor und man hat sich schon in früheren Leben bekriegt. Manchmal geht es darum, sich endlich einmal durchzusetzen (nach dem Motto: zeig, dass du wirklich leben willst) und auch Frieden zu schließen (siehe das Praxisbeispiel zum Seelenpartner). So kann es sein, dass die Zwillinge in der Gebärmutter tatsächlich kämpfen und der eine dem anderen den Platz nimmt. In Paar-Beziehungen wird diese Situation ebenfalls wieder projiziert und so kann ein ständiger Konkurrenzkampf mit dem Partner bestehen. Zwar sind eine innige Verbindung, Gefühle und Liebe vorhanden, doch tief drinnen gibt es immer eine kleine Stimme, die entweder sich selbst oder den Partner entwertet. Der Konkurrenzkampf zwischen den Zwillingen führt in Partnerschaftsbeziehungen heute dazu, den Partner am Anfang der Beziehung ungeprüft auf ein hohes Podest zu stellen, später dann fleißig am Sockel zu sägen, den Partner vom Thron zu stoßen, um diesen selbst einzunehmen.

Auch wenn es so war, dass die Zwillinge in der Gebärmutter um das Überleben kämpften und sich gegenseitig versuchten zu besiegen, bei der Aufstellung zeigt sich, dass auch hier ein Plan dahintersteckte – für beide! Vielleicht sollten sie lernen zu teilen. Vielleicht sollten sie lernen einzusehen, dass die Machtkämpfe einfach nichts bringen und immer einer den Kürzeren zieht. Während der Aufstellung kann sich (nicht nur das freudig umklammernde Wiedersehen, sondern auch) der Machtkampf zeigen. So zicken die Stellvertreter sich aufs Heftigste an. Die Symptome im Hier und Heute mit einem „Machtkampf-Zwilling" sind natürlich wieder ähnlich. Ständige Streits mit Chefs, Familienmitgliedern oder Partnern. Er ist eher der Einzelgänger, hat vielleicht das Gefühl: Alle wollen mir was. Mobbing am Arbeitsplatz ist auch nicht auszuschließen. Und doch hat dieser Mensch ein sehr machtvolles Auftreten und man merkt: Mit dem sollte man sich lieber nicht anlegen.

Wenn sich der verlorene Zwilling in meiner Praxis zeigte, ging es immer darum, nicht nur diese Tatsache wieder bewusst zu machen, sondern auch dem Zwilling einen guten Platz im Herzen zu geben. Kein Partner kann den Platz eines verlorenen Zwillings ausfüllen und soll das auch nicht. Bei jedem Klienten ist immer individuell zu schauen, ob nach der Bewusstwerdung und des Annehmens des verlorenen Zwillings das Loslassen oder das Integrieren und Annehmen notwendig sind. Auch hierzu wieder ein kurzes Beispiel aus meiner Praxis:

> *Ein Klient stellte bei mir auf und war sich des verlorenen Zwillings durch frühere spirituelle Energiearbeit bereits bewusst. Nun kam bei der Aufstellung der verlorene Zwilling wieder zum Vorschein. Mein Klient war dadurch nicht nur irritiert, sondern auch ein wenig verzweifelt: „Ich habe das Thema schon so oft bearbeitet, meinen Zwilling liebevoll losgelassen, ihn weggeschickt, ihn ins Licht geschickt und auf allen Ebenen Vergebungsarbeit geleistet. Wieso ist das denn immer noch nicht gelöst? Und was hat das mit meinem Partnerlosigkeitsproblem auf sich?" Interessanterweise fühlte sich der Stellvertreter des verlorenen Zwillings tatsächlich*

weggeschickt und nicht angenommen. Dies konnte sogar stellvertretend auf die potenziellen Partner übertragen werden. Es waren durchaus Gelegenheiten für eine Partnerschaft vorhanden, doch es klappte mit dem Einlassen nie so richtig (unbewusst wurden auch die Partner „weggeschickt"). Die Aufstellung ergab, dass es hier nicht um das Loslassen des verlorenen Zwillings ging, sondern um das Annehmen der Liebe, die von dieser Seite unbedingt fließen wollte. So wurde dieser Zwilling nicht „weggeschickt", sondern durfte integriert werden. Jetzt war auch endlich wieder Platz für eine liebevolle Partnerschaft.

Wenn Dich das Thema des verlorenen Zwillings anspricht, habe ich auch zu diesem Bereich in der Bibliografie eine entsprechende Buchempfehlung für Dich. Und wenn Du mehr zu Aufstellungen unter anderem mit dem verlorenen Zwilling wissen möchtest, lege ich Dir mein Buch „Ein Date mit der Seele" ans Herz.

Generelles zu Seelenbegegnungen

Wer in einer karmischen Paar-Beziehung ist und sich nicht auf die Auflösung konzentriert, weil er nach seiner Zwillingsseele sucht (frei nach dem Motto: festhalten, nicht hinsehen und weitersuchen), zögert die Karma-Auflösung und den eigenen Entwicklungsprozess hinaus. Es ist wichtig, sich auf das Hier und Jetzt zu konzentrieren und die Aufgaben zu lösen, die jetzt da sind. Wer nicht mit sich selbst zurechtkommt, wird auch nicht mit dem Seelenpartner (geschweige denn einer Dualseele) zurechtkommen. Alle Beziehungen sind harte Arbeit - Blumenbeet und Minenfeld zugleich. Wer unbewusst mit einem Seelenpartner oder einer Dualseele zusammen ist, bekämpft sich viel. Außenstehende sagen vielleicht sogar: „Warum trennt ihr euch nicht? Das geht doch so nicht weiter." Jedoch werden die eigenen Themen so oft und so lange wiederholt, bis man es gelernt hat. Eine Trennung macht somit nicht viel Sinn, da dann die Erkenntnis verloren ginge und ein Streit nur auf das nächste Gegenüber projiziert würde.

Bei allen Partnerschaften, egal ob Dualseele, Seelenpartner, Seelenverwandter oder Klicktyp geht es um Folgendes: Wir müssen beschließen, dass wir für uns allein vollständig und liebenswert sind. Also sollten wir aufhören mit dem Schmollen, dem Selbstmitleid und dem Ringen nach Aufmerksamkeit. Partnerschaften wollen uns ganz und gar zur Selbstliebe und Selbsthingabe führen.

Danksagung

Liebe Leserin, lieber Leser,

Ich danke Dir für Dein Vertrauen und Deine Offenheit und hoffe, dass dieses Buch eine kleine Anregung ist, damit Dir Beziehungsarbeit leichter fällt. Sicher hast Du etwas bereits gekannt, vielleicht war einiges neu für Dich und vielleicht bist Du auch hier und da anderer Meinung. Genauso sollte es sein.

Natürlich freue ich mich besonders über Rezensionen, denn nur dadurch kann eine selbstverlegende Autorin wie ich auf dem Markt bestehen. Ich bin auf Deine Unterstützung angewiesen. Deine Empfehlung macht mich für weitere Leser sichtbar, bietet ihnen eine maßgebliche Entscheidungshilfe, so dass die Hintergründe zum Beziehungs-Allerlei weiter bekannt werden.

Wenn Dir dieses Buch also gefällt, dann hinterlasse doch auf meiner Homepage **www.eindatemitderseele.de**, auf Amazon oder auch bei allen weiteren Bücher-Foren und sozialen Netzwerken eine Rezension oder Buchempfehlung. Vielen Dank von Herzen!

Mein ganz besonderer Dank geht an Oliver Bartl, der sofort Feuer und Flamme war und mir wieder ein Cover nach meinen Vorgaben gezaubert hat.

Ich danke Concept 7, Thomas Kruse und Stephan Haase, für die wunderbare Begleitung und Organisation, dieses zweite Buch zu manifestieren.

Ich danke Stefanie Haddad für die interessierten Nachfragen, wichtigen Hinweise im Lektorat und das freudige Feedback. Ich wünsche viel Freude beim Entdecken der Beziehungs-Tierchen.

Ich danke Dr. Erika Kayser für ihre unendliche Weisheit, der Freude am Forschen und ihrer schier grenzenlosen Geduld, mir Dinge zu erklären. Dir zu begegnen war und ist ein Geschenk.

Ich danke allen Freunden, Bekannten, Klienten und Lesern für ihre Geduld, da es fast zwei Jahre dauerte, bis sie dieses zweite Buch in Händen halten können.

Und ein spezieller Dank geht an meine bessere Hälfte, an dem und mit dem ich nun schon über viele Jahre wachsen durfte. Es war nicht immer leicht, daher bin ich umso dankbarer, dass wir immer noch gemeinsam diesen Weg gehen. Wir lernen stetig dazu.

Und vor allem danke ich all meinen Klientinnen und Klienten für ihr Vertrauen, ihren Mut und ihre Begeisterung. Ihr macht dieses Buch erst möglich und groß.

Buchempfehlungen

Ein Date mit der Seele
Ilka Plassmeier - Selbstverlag (Astrologische Symbolaufstellung)
ISBN 13: 978-3000414824
Direktbestellung: **www.eindatemitderseele.de**

Die Begegnung:
Manchmal muss man die Dinge nur ein bisschen anders sehen
Andy Andrews - Verlag: Brunnen
ISBN 13: 978-3765517648

Die 5 Sprachen der Liebe. Wie Kommunikation in der Ehe gelingt
Gary Chapman - Verlag: Francke-Buchhandlung
ISBN 13: 978-3861221265

Zersägt Eure Doppelbetten! Die „Geistige Welt" zu Liebe, Partnerschaft und Sexualität in der Neuen Zeit
Robert Betz - Verlag: Ansata
ISBN 13: 978-3778773741

Mental healing - Das Geheimnis der Selbstheilung
Clemens Kuby - Verlag: Kösel-Verlag
ISBN 13: 978-3466345359

Verzeihen ist die größte Heilung
Gerald G. Jampolsky - Verlag: Heyne Verlag
ISBN-13: 978-3453700161

Der verlorene Zwilling
Evelyne Steinemann - Verlag: Kösel-Verlag
ISBN-13: 978-3466307173

SOS – hilfreiche Gedanken für Dualseelen
Katrin Lammert - Verlag: Books on Demand
ISBN 13: 978-3735760777

Seelenpartner und Zwillingsseelen
Elizabeth Clare Prophet - Verlag: Silberschnur
ISBN: 978-3898-451260

Seelenverträge - Absprachen in Liebe
Leila Eleisa Ayach - Verlag: Smaragd
ISBN: 978-3-941363-24-3

Liebe Dich selbst und es ist egal, wen du heiratest
Eva-Maria Zurhorst - Verlag: Goldmann
ISBN 13: 978-3442219032

Heirate Dich selbst:
Wie radikale Selbstliebe unser Leben revolutioniert
Veit Lindau – Verlag: Kailasch
ISBN 13: 978-3424630732

Das Lebensspiel: Die Regeln verstehen, anwenden und gewinnen
Irene & Thomas Frei - Verlag: Arkana
ISBN 13: 978-3442341085

Bildnachweise

Hundewelpe: Nemo-pixabay.com
http://pixabay.com/de/schwarz-weiß-hund-beagle-haustier-48472/

Katze: Nemo-pixabay.com
http://pixabay.com/de/katze-haustier-säugetier-katzen-26648/

Kanarienvogel: Nemo-pixabay.com
http://pixabay.com/de/papagei-vogel-exotische-gelb-24581/

Goldfisch: Nemo-pixabay.com
http://pixabay.com/de/goldfisch-fisch-tank-wasser-24454/

Pinguin: Nemo-pixabay.com
http://pixabay.com/de/pinguin-vogel-schnee-flügel-kälte-48230/

Schwan: Nemo-pixabay.com
http://pixabay.com/de/schwan-vogel-schwimmen-schönheit-305691/

Seepferdchen: stef1377-pixabay.com
http://pixabay.com/de/seepferdchen-fisch-ozean-tier-313946/

Albatros: Nemo-pixabay.com
http://pixabay.com/de/albatros-seevögel-fliegen-himmel-37913/

Affe: Nemo-pixabay.com
http://pixabay.com/de/affe-entwicklung-tier-dschungel-40189/

Reh: Nemo-pixabay.com
http://pixabay.com/de/kitz-tier-hirsch-natur-tierwelt-46668/

Biografie der Autorin

Ilka Plassmeier wurde 1971 in Detmold geboren. Nach einigen kreativen Versuchen, die richtige Berufsausbildung zu finden, fand sie ihren Platz bei einem Versicherungsmakler. Nach dem plötzlichen Tod ihrer Mutter 2001 wendete sie sich ganzheitlichen und spirituellen Themen zu und so begann ihr Weg der Persönlichkeitsentwicklung. Nachdem sie die Astrologischen Symbolaufstellungen 2003 für sich entdeckt hatte, wurde ihr schnell klar, dass dies ihre Berufung ist, die es zu leben gilt. 2007 erhielt sie die Erlaubnis zur Ausübung des Heilpraktikers für Psychotherapie und eröffnete ihre eigene Praxis in Detmold. Der Ruf ihrer Berufung wurde nun so laut, dass sie aus dem „Geschäft mit der Angst" ausstieg und in die vermeintliche Unsicherheit der Selbstständigkeit wechselte. Neben den Astrologischen Symbolaufstellungen arbeitet sie mit der Reinkarnationstherapie, der 2-Punkt-Methode, dem Glücks- und Intuitionstraining, verschiedenen Coachingtools und freier, intuitiver Aufstellungsarbeit. In diesen Bereichen bietet sie in regelmäßigen Abständen auch Ausbildungen an. 2009 gründete sie den Verein Astrologische Symbolaufstellungen e.V. und ist dort Vorstandsvorsitzende.

Am 21. April 2013 veröffentlichte sie sehr erfolgreich ihr **erstes Buch „Ein Date mit der Seele"** und wird seitdem als Autorin geschätzt. Durch die vielen Rückmeldungen zu ihren Onlinevorträgen über Beziehungen, Partnerschaften und dem Spiegelgesetz kam dann der Impuls, das zweite Buch zu verfassen. Inzwischen liegen noch weitere Ideen und Manuskripte in ihrer Schublade.

Ilka Plassmeier lebt mit ihrer Familie in Detmold, führt dort ihre eigene Coaching- und Seminar-Praxis, hält Onlinevorträge und gibt bundesweit Seminare.

Kontakt

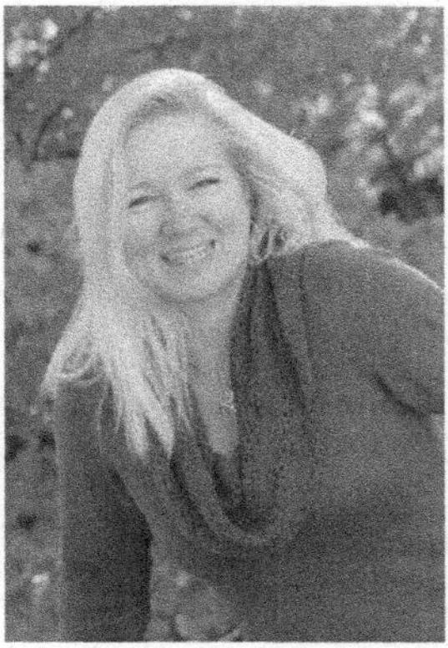

Ilka Plassmeier
Astrologische Symbolaufstellungen
Ein Date mit der Seele – Das Buch
Reinkarnationstherapie
Glücks- und Intuitionstraining
Matrixen mit der 2-Punkt-Methode
Praxis: Allee 1, 32756 Detmold
Tel: 05231-7094942
Email: Ilka.Plassmeier@gmx.de

Ilka Plassmeier bietet Seminare und Ausbildungen an:
Astrologische Symbolaufstellungen
Reinkarnationstherapie und Rückführungen
Matrixen mit der 2-Punkt-Methode
Soul-Spirit&Life-Coaching
Wechselnde Spezialseminare zu aktuellen Themen

Vorstandsvorsitzende des Vereins
Astrologische Symbolaufstellungen e.V.

Internetseiten:
www.astrologie-er-leben.de
www.eindatemitderseele.de
www.reinkarnation-detmold.de
www.astrologische-symbolaufstellungen-ev.de

Auf Xing, Facebook, Google Plus, LinkedIn vertreten